AF139314

Widmung

Kann ein Einzelner die Welt verändern?

Jesus Christus, der Prophet Mohammed, Galileo Galilei, Christoph Kolumbus, Martin Luther King und viele andere, sie waren Einzelpersonen. Getrieben von ihrer Überzeugung veränderten sie unsere Welt und drückten ihr ihren Stempel auf.

Die Anthropologin Margaret Mead hat einmal gesagt: „Nie haben Regierungen oder Institutionen irgendeinen positiven sozialen Wandel in Gang gesetzt. Jede fortschrittliche Veränderung muss durch die Aktionen von Einzelpersönlichkeiten oder kleinen Gruppen von Individuen ausgelöst werden."

Ja, eine Einzelperson kann die Welt tatsächlich verändern. Vielleicht nicht alleine, sondern mit der Hilfe anderer. Möglicherweise tragen Sie zum Gelingen eines großen Planes bei, einfach nur dadurch, dass Sie ihn zur Kenntnis nehmen, darüber reden, den Gedanken weitertragen.

In unserer schnelllebigen Zeit, im Informationszeitalter mit Reizüberflutung und angeblicher Gedanken- und Interesselosigkeit hat es ein Einzelner geschafft, dem illegalen Walfang im Nordatlantik ein Ende zu setzen, Captain Paul Watson. Er hat mit seinen spektakulären Aktionen die Aufmerksamkeit der ganzen Welt auf die grausame Waljagd gelenkt. Die Welt der Wale hat sich in den letzten Jahren positiv verändert, dank Captain Paul Watson.

Ihm und seiner Organisation Sea Shepherd Conservation Society widme ich dieses Buch.

Norbert Kilian

Krebs?
Nur noch als Sternzeichen!

Aktualisierte Ausgabe 2020

Eine erfolgreiche Selbstbehandlung
mit Vitamin B 17

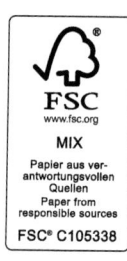
Bibliografische Informationen sind bei der Deutschen Bibliothek im Internet unter www.dnb.de abrufbar.

© 2010-2020 Norbert Kilian

www.krebsgegner.de

Alle Rechte vorbehalten

Herstellung und Verlag:

BoD - Books on Demand, Norderstedt

ISBN 978-3-734-72835-8

Warnhinweis und Haftungsausschluss

Dieses Buch ist als Information gedacht. Es ist kein Ersatz für eine persönliche fundierte ärztliche Beratung. Der Autor ist kein Arzt, sondern medizinischer Laie.

Er beabsichtigt nicht Diagnosen zu stellen oder Therapieempfehlungen zu geben. Krebs ist eine lebensbedrohliche Erkrankung. Jeder Betroffene sollte bei der Wahl seiner Therapie größte Vorsicht walten lassen.

Die Informationen in diesem Buch geben das Wissen und die Meinung des Autors wieder, sie stellen keinen medizinischen Ratschlag dar. Wenn Sie die in diesem Buch aufgeführten Informationen nutzen möchten, bedenken Sie bitte, dass der Selbstbehandlung Grenzen gesetzt sind. Ernsthafte Erkrankungen, und dazu zählt Krebs zweifellos, gehören immer in die Hände von erfahrenen Ärzten oder Therapeuten. Der Autor haftet nicht für eventuelle Schäden, die aus der Anwendung der folgenden Informationen entstehen könnten.

Sonstiges

In diesem Buch begegnen Ihnen einige Personen aus meinem Freundes- und Bekanntenkreis. Um deren Privatsphäre zu schützen, wurden ihre Namen geändert.

Des Weiteren sind auch Ortsnamen, wenn sie mit Personen im Zusammenhang stehen, geändert worden, damit keine Rückschlüsse möglich sind. Mein Hausarzt könnte eine Ärztin, meine Onkologin ein Arzt sein, auch der Heilpraktiker meines Freundes „Martin" ist nicht im Ammerland tätig.

Zum besseren Verständnis dieses Buches habe ich mich einer einfachen Sprache bedient. Medizinische Fachbegriffe wurden soweit es ging vermieden oder falls erforderlich erklärt. Mein Anliegen war es, ein unkompliziertes, leicht lesbares, logisch aufgebautes Buch zu schreiben.

Liebe Leser! (neu 2020)

Wie schnell die Zeit vergeht. Inzwischen haben wir das Jahr 2020 und ich bin 62 Jahre alt. Die ersten Symptome meiner Krebserkrankung hatte ich 2005, die Diagnose Non-Hodgkin-Lymphom zwei Jahre später. Seit meiner Krebsdiagnose beschäftige ich mich intensivst mit Krebsheilung. In den letzten Jahren habe ich mehrere Bücher zu diesem Thema verfasst.

Jahrelang litt und jubelte ich mit den Mitgliedern meiner sehr großen Krebsselbsthilfegruppe, deren Leiter ich war. Ich konnte im Laufe der Jahre durch persönlichen Einsatz und meine Bücher vielen Menschen helfen, was mich sehr glücklich macht.

Im Jahr 2010 erschien die Erstausgabe dieses Buches, inzwischen sind zehn Jahre vergangen. Im Jahr 2015 hielt ich eine Aktualisierung für angebracht. Lange habe ich überlegt, wie diese aussehen soll, denn ehrlich gesagt, fand ich das Buch gut gelungen. Also habe ich mich entschieden, den Originaltext nicht zu verändern, sondern meine neuen Erkenntnisse und Gedanken hinter das jeweilige Kapitel zu stellen, zu erkennen an der Überschrift:

Aktualisierung 2015

Diese Art der Aktualisierung kam bei meinen Lesern sehr gut an, wie einige Bewertungen und Emails bestätigen.

Mein Buch ist ein Erfahrungsbericht, aber was sind Erfahrungen wert, wenn sie fünf oder sogar zehn Jahre alt sind? Sind sie dann noch aktuell? Wenn ich einen Erfahrungsbericht lese, der schon einige Jahre alt ist, frage ich mich immer, wie ist es wohl weiter gegangen? Wie geht es dem Autor heute?

Ich denke, dass auch meine Leser Interesse daran haben, zu erfahren, wie es bei mit weiterging. Aus diesem Grund habe ich eine weitere Aktualisierung im gleichen Stil wie 2015 vorgenommen und sie mit der Überschrift *Aktualisierung 2020* kenntlich gemacht.

Ich freue mich, dass Sie mein Buch lesen und wünsche Ihnen, dass Sie Nutzen daraus ziehen.

Danksagung (neu 2015)

Ich danke dem Arzt, Wissenschaftler und Menschenfreund Dr. Dieter Burger, dass er seine wertvollen Erfahrungen immer so bereitwillig mit mir teilt. Sein Wissen über Heilkräuter, neueste medizinische Erkenntnisse in der Krebsforschung sowie seine weltweiten Verbindungen haben mir Wege gezeigt und Türen geöffnet, von deren Existenz ich bis dahin noch nicht einmal etwas geahnt habe.

Inhaltsverzeichnis

Die Fabel von den Fünftausend

Im Jahre „Schonlangher" kam der Tod persönlich zum König des kleinen Königreichs „Ganzweitweg" und er sagte: *König, ich bringe schlechte Nachricht. Ich, der Tod, bin gekommen und werde Dein Reich besuchen. Ich bringe die Pest. Fünftausend Deiner Untertanen werde ich mit mir nehmen.* Der König flehte den Tod an, er solle sein Reich verschonen und woandershin gehen oder weniger Menschen nehmen. Aber der Tod sagte: *Fünftausend, nicht mehr und nicht weniger.*

Der schwarze Tod zog also durchs Land. Die Menschen starben wie die Fliegen, egal ob alt oder jung, gesund oder krank, arm oder reich, es gab keinen Unterschied. Ein Jahr später kam der Tod zurück an den Hof und der vor Gram gebeugte König jammerte: *Tod, Du hast Dein Wort gebrochen, Fünftausend wolltest Du nehmen, aber Du hast Zwanzigtausend genommen.*

Nein, antwortete der Tod, *ich nahm Fünftausend, nicht einen mehr, nicht einen weniger, die anderen sind an ihrer eigenen Angst gestorben.*

Keine Angst – Krebs kann verhindert werden.

Keine Angst – Krebs kann geheilt werden.

An meine Leser

Krebs ist ein Thema, das jeden angeht. In Deutschland ist Krebs nach Herz-Kreislauf-Erkrankungen die häufigste Todesursache. Laut statistischem Bundesamt war im Jahr 2008 jeder vierte Todesfall in Deutschland auf Krebs zurück zu führen.

Vierzig Prozent aller Deutschen werden im Laufe ihres Lebens an Krebs erkranken. Die Tendenz ist stark steigend. Wer nicht selbst erkrankt, wird durch seinen Partner, seine Eltern, seinen Freundeskreis oder im schlimmsten Falle durch seine Kinder mit absoluter Sicherheit mit der Krankheit Krebs konfrontiert werden.

In diesem Buch vertrete ich die Meinung, dass Krebs eine Vitaminmangelerkrankung ist, hervorgerufen durch den Mangel an Vitamin B 17, eine Substanz, die in unserer modernen Ernährung immer seltener vorkommt. Somit ist Krebs eine ernährungsbedingte Krankheit. Krebs kann durch die richtige Ernährung verhindert und wie in meinem Fall geschehen, geheilt werden.

Ich beschreibe in diesem Buch meinen Weg aus der Krankheit, einen Weg, den ich gefunden habe und erfolgreich gegangen bin. Es ist meine absolute Überzeugung, dass jeder gesunde Mensch, der genügend Vitamin B 17 zu sich nimmt und sich halbwegs vernünftig ernährt, von Krebs verschont bleibt.

Aus eigener Erfahrung weiß ich, dass eine Ernährungsumstellung gemeinsam mit sehr viel Vitamin B 17 bereits bestehenden Krebs abbauen kann.

Ob dies immer und in jedem Fall so ist, bezweifle ich. Wenn ein Körper voller Krebs ist, kann es möglicherweise zu spät sein. Möglicherweise – einen Versuch ist es aber auf jeden Fall wert. Dafür ist es nie zu spät.

Ich habe von Krebspatienten gehört, die austherapiert waren, das heißt von der Schulmedizin aufgegeben, und dann dank Vitamin B 17 gesund wurden. Auch ein von Krebsoperationen oder Bestrahlungs/Chemotherapien geschwächter, ja geschundener Körper hat immer noch Selbstheilungskräfte. Diese gilt es zu mobilisieren.

Krebs ist eine Vitaminmangelerkrankung. Das fehlende Vitamin kann jederzeit zugeführt werden, dem Gesunden, wie dem Kranken. Vor einer Krebsoperation und nach einer Krebsoperation, vor einer Bestrahlungs-/Chemotherapie, nach einer Bestrahlungs-/Chemotherapie und natürlich auch während dieser Behandlungen.

Obwohl ich mich niemals einer schulmedizinischen Krebsbehandlung unterziehen würde, gebe ich niemandem den Rat, es mir gleich zu tun oder eine laufende Behandlung abzubrechen.

Es gibt in meinen Augen nicht nur ein „entweder oder", sondern auch ein „zusätzlich und miteinander". Ergänzend zur klassischen Krebsbehandlung kann jederzeit Vitamin B 17 zugeführt werden.

Das Ziel ist die Wiederherstellung der Gesundheit, wie dieses Ziel erreicht wird, ist nebensächlich.

Warum Vitamin B 17 kein anerkanntes Mittel gegen Krebs ist und auch nie sein wird

Vitamin B 17, Laetril/Amygdalin sind nicht anerkannte Mittel gegen Krebs. Der Nachweis für die therapeutische Wirksamkeit und Unbedenklichkeit im medizinischen Sinn, wie es der Gesetzgeber verlangt, ist nicht erbracht.

Bis ein Krebs-Medikament zugelassen wird, ist es ein langer Weg. Ein neu entwickelter Stoff wird unter anderem toxikologisch getestet, es werden Tierversuche durchgeführt und vieles mehr. Dann folgt die Erprobung am Menschen. Das neue Produkt muss drei Phasen einer klinischen Prüfung durchlaufen, wie alle anderen Medikamente auch. Alle teilnehmenden Probanten sind Freiwillige.

Phase I: An einer kleinen Gruppe gesunder Menschen wird die Verträglichkeit und Dosierung des Wirkstoffes getestet. Es geht darum herauszufinden, wie dieser Stoff auf den gesunden Organismus wirkt, welche Nebenwirkungen auftreten und wie er aufgenommen und verarbeitet wird.

Phase II: Einer ausgewählten Gruppe meist stationärer Krebspatienten wird zunächst die in Phase I erprobte Dosierung des Wirkstoffes gegeben. Ziel ist es herauszufinden, wie der kranke Körper auf die neue Substanz reagiert. Die Patienten werden laufend untersucht und sind, da ohnehin stationär aufgenommen, unter ständiger ärztlicher Aufsicht. Als nächstes werden aufwendige Vergleichsstudien mit Patienten, die ein bereits anerkanntes Medikament oder ein Placebo bekommen, durchgeführt. Erst in diesem Stadium geht es um die therapeutische Wirksamkeit des neuen Stoffes.

Phase III: Mehrere hundert oder tausend Krebspatienten erhalten die Substanz, um die therapeutische Wirksamkeit und Unbedenklichkeit an größeren Patientengruppen nachzuweisen. Auch hier werden wieder sehr aufwendige Vergleichsstudien durchgeführt. Erst wenn bei diesen Studien die therapeutische Wirksamkeit und Unbedenklichkeit bewiesen wird, kann eine Zulassung als Medikament beantragt werden. Die zuständigen Behörden prüfen alle Unterlagen auf Korrektheit und entscheiden dann, ob sie das neue Medikament zulassen.

Dieser vorgeschriebene Nachweis dauert mehrere Jahre und die Kosten gehen in die Millionen. Die Pharmaindustrie investiert diese Summen, um anschließend mit dem neuen Medikament Gewinne zu machen. Das ist legitim und völlig in Ordnung.

Selbstverständlich ist es möglich, die therapeutische Wirksamkeit und Unbedenklichkeit von Vitamin B 17 nach dem oben beschriebenen Verfahren zu prüfen. Aber wer hätte ein Interesse daran, dafür sehr viel Geld auszugeben, wenn anschließend nichts damit verdient werden kann. Ein Naturprodukt ist nicht patentierbar.

Die Pharmaindustrie möchte Geld verdienen, das ist auch ihr Recht, sie schafft Arbeitsplätze und engagiert sich in der Forschung. Einer der profitabelsten Märkte dieses Industriezweiges ist „Krebs".

Angenommen die Pharmaindustrie würde aus lauter Nächstenliebe die Wirksamkeit von Vitamin B 17 überprüfen und bestätigen, könnte sie künftig keine Krebsmittel mehr verkaufen. Sie würde sich selbst einen äußerst profitablen Markt zerstören.

1 Es begann im Sommer 2007

Angeblich belügen fast alle Patienten ihren Arzt. Sie verschweigen etwas, weil es ihnen peinlich ist. Sie dichten etwas dazu, weil sie glauben, nur dann richtig ernst genommen zu werden.

Auch ich habe meine Ärzte belogen. Den Knoten in meiner Achsel hatte ich bereits vor einigen Monaten entdeckt und nicht erst „vor Kurzem". Ich verschwieg, dass sich dieser Knoten in den letzten drei Monaten ständig verändert hatte. Warum, weiß ich ehrlich gesagt nicht. Wahrscheinlich wollte ich nicht gefragt werden, wieso ich erst jetzt komme. Vielleicht hatte ich Angst, dass es durch mein Zögern bereits zu spät war. Möglicherweise wollte ich alles nicht wahr haben.

Es begann ganz harmlos. Im Sommer 2007 waren meine Frau und ich in unserem Haus in Schweden. Wir hatten zwei Monate Zeit das herrliche Wetter und die traumhafte Natur zu genießen. Gedanklich waren wir bei der Planung unserer Zukunft. Wir schmiedeten Pläne für unser neues Leben in Schweden. Wir hatten gute Laune und freuten uns auf den Weg, der vor uns lag.

Eines Morgens war meine linke Halsseite etwas geschwollen, das Ohr ziepte, in der linken Achselhöhle tat irgendetwas ein kleines bisschen weh. Ich maß dem jedoch keine Bedeutung bei, weil ich seit einigen Jahren ständig gesundheitliche Probleme hatte und außerdem mit 49 Jahren „hat man schon mal was".

Am Abend hatte ich starke Schmerzen in der Achselhöhle, die bis in Finger, Kopf und Nacken strahlten.

Da es Samstag war, hätten wir bis zum nächsten Arzt siebzig Kilometer fahren müssen, aber ich wollte bis Montag warten, denn so stark waren die Schmerzen auch nicht.

Am Sonntagmorgen entdeckte ich einen glühend roten Punkt in der Achselbehaarung, der unerträglich schmerzte. Mir kamen die Tränen, wenn ich nur den Arm anlegte. Ich erinnerte mich an einen Freund, der vor einiger Zeit die gleichen Symptome hatte und rief ihn an. Er sagte mir, dass sich bei ihm damals eine Haarwurzel entzündet hatte. Er hatte Antibiotika bekommen und der Arzt hatte den Entzündungsherd mechanisch entfernt. Mit einer Lupe untersuchte meine Frau den roten Punkt und fand ein störrisches dickes Haar, das aus einer Pore heraus und in ganz kurzem Bogen in die gleiche Pore wieder zurück wuchs.

Na, wenn das alles sein sollte, kein Problem. Meine Frau und ich entschieden uns zur Selbsthilfe. Wir haben gemeinsam mehrere Jahre auf selbstorganisierten Weltreisen verbracht, waren dabei oft wochenlang in völliger Wildnis oder auf dem Meer unterwegs und somit auf uns selbst gestellt. Unser chirurgisches Besteck, das wir auf jeder Reise mit uns führen, ist schon einige Male zum Einsatz gekommen, so auch diesmal. Das eingewachsene Haar wurde entfernt, die vereiterte Pore mit Hilfe einer kleinen Vakuumpumpe, die eigentlich bei Schlangenbissen eingesetzt wird, gesäubert, desinfiziert und verbunden.

Am nächsten Morgen hatten die Schmerzen nachgelassen, gegen Mittag konnte ich die Stelle vorsichtig be-

20

rühren und am Abend spürte ich fast nichts mehr. Die Schwellung war aber noch da. Zwei Tage später tastete ich die Achselhöhle ab, um zu sehen, ob alles wieder in Ordnung ist. Zum Vergleich befühlte ich die rechte Achselhöhle und da fand ich ihn, einen Knoten, schmerzunempfindlich und in etwa so groß wie eine Kirsche. Einerseits bekam ich einen riesigen Schreck, aber gleichzeitig verdrängte ich meine Entdeckung und zwar so total, dass ich meiner Frau nichts davon erzählte und auch selbst überhaupt nicht mehr daran dachte.

Zwei Wochen später, ich stand gerade unter der Dusche, fiel mir der Knoten plötzlich wieder ein. Ich ertastete ihn und hatte das Gefühl, dass er sich irgendwie praller anfühlte. Sicher war ich mir aber nicht.

Eine weitere Woche später hatte ich Gewissheit, der Knoten hatte sich verändert. Er ließ sich jetzt schlechter tasten. Ab jetzt befühlte ich mehrfach täglich ganz sanft meine Achselhöhle mit einem sehr mulmigen Gefühl im Magen. Ich hoffte, dass der Knoten von alleine wieder verschwindet. Das tat er nicht, er wuchs weiter. Oder auch nicht, mal hatte ich das Gefühl, er wäre kleiner, dann wiederum glaubte ich, er wäre größer geworden. Ich wollte mich nicht verrückt machen und versuchte, einfach nicht an diesen Störenfried zu denken, aber tief in meinem Inneren wusste ich, dass da ein Riesenproblem auf mich zukam. Ich behielt mein Problem weiterhin für mich, um meiner Frau und auch mir den schönen Urlaub nicht zu verderben.

Obwohl ich einen Knoten in der Achselhöhle hatte, der mich ständig beschäftigte, ging ich, als wir wieder in

Deutschland waren, nicht sofort zum Arzt. Unverständlicherweise schob ich diesen Termin wochenlang vor mir her. Erst drei Monate nach der ersten Ertastung des Knotens, es war inzwischen Oktober, ließ ich mich von meinem Hausarzt untersuchen.

Er tastete mich ab, fand den Knoten sofort und überwies mich zur weiteren Begutachtung an eine Onkologin. Als mir mein Hausarzt die Überweisung zur Onkologie in die Hand drückte, wusste ich instinktiv, dass mein Leben nie mehr so sein würde, wie es einmal war. Ich wusste nicht, wie sich mein Leben verändern, welche Richtung es nehmen würde, nur eines war mir klar, alles würde anders werden.

Alleine der gewaltige Schreck reichte aus, um mein Denken, Fühlen und Handeln sofort und nachhaltig zu verändern, wobei man nicht wirklich von einem Schreck sprechen kann. Ich wusste seit Jahren, dass irgendetwas mit mir nicht stimmte und tief in meinem Kopf hatte ich so eine Ahnung... Aber nun mit einer Überweisung zur Onkologie wurden aus dieser tief sitzenden Ahnung Bilder, unschöne Bilder. Mein Hausarzt hatte keine Diagnose gestellt und ich hatte nicht danach gefragt. Meiner Frau zeigte ich die Überweisung und sagte, dass wir erst mal in Ruhe abwarten und uns nicht verrückt machen würden.

Am Abend hatte ich Schwellungen im Bereich des Halses und der Ohren. Offensichtlich waren jetzt andere Lymphknoten geschwollen, vermutlich verursacht durch die doch recht kräftige Tastuntersuchung meines Arztes. Am nächsten Morgen merkte ich einen deutlichen Rückgang der Schwellungen, am darauf folgenden Abend waren sie vollständig abgeklungen.

Psychisch ging es mir und auch meiner Frau seltsamerweise ausgesprochen gut. Wir lachten viel, gingen Essen und fühlten und benahmen uns so, als sei nichts geschehen.

Einige Tage nach dem Besuch bei meinem Hausarzt fuhren wir zufällig bei unserem Autohändler vorbei. Kurz entschlossen wendeten wir an der nächsten Kreuzung und fuhren auf das Gelände. Wir wollten uns einfach mal ein paar Autos anschauen und auf andere Gedanken kommen. Knappe zwei Stunden später trennten wir uns leichten Herzens von unserem zehn Jahre alten Mazda 626 Kombi. Eigentlich hatte uns der Wagen schon vor drei Jahren beim Kauf nicht gefallen. Es war ein Vernunftkauf, billig, weil ihn niemand wollte, wenig Ausstattung, schwacher Motor und dann auch noch grün, wirklich nicht meine Lieblingsfarbe.

Nun kauften wir uns erstmals ein nagelneues Auto, einen Mazda 6 Sport Kombi mit super Ausstattung, durchzugsstarkem Dieselmotor und in silbermetallic. Ein Auto wie wir es immer wollten, aber nie besessen haben.

Mit diesem Spontankauf erfüllten wir uns einen lang gehegten Wunsch. Finanziell war das neue Auto natürlich nicht eingeplant, aber wir fühlten uns rundum gut mit dieser Entscheidung. Ich wunderte mich über mich selbst. Nie habe ich viel Geld für Autos ausgegeben, ich glaube, ich wollte etwas Schönes haben, weil es mir nicht gut ging.

Eine Woche später saß ich im Wartezimmer einer onkologischen Praxis in Hannover, große Räume, viel Licht, hell und freundlich, vermutlich nach Feng Shui eingerichtet. Im Wartezimmer stand eine Schale mit Süßigkeiten und, was ich noch nie in einer Arztpraxis gesehen hatte, zusätzlich zu den allgemeinen Illustrierten gab es mehrere große Bildbände und diverse Bücher. Die Patienten boten ein Bild der Trauer. Eine Frau, jünger als ich, hatte keine Haare und schien starke Schmerzen zu haben. Ein alter Mann ging im zehn Minuten Takt auf die Toilette und die übrigen Wartenden sahen auch nicht besonders glücklich aus.

Die Onkologin holte mich nach einiger Zeit in ihren Besprechungsraum und fragte, ob es in meiner Familie Krebsfälle gegeben hat. Die gab es reichlich. Außerdem erkundigte sie sich nach meinem Alkohol und Nikotinkonsum, nun, ich rauche und trinke nicht, auch nicht zu besonderen Gelegenheiten. Sie fragte, ob ich viel Fleisch oder Fastfood esse, beides konnte ich verneinen. Schließlich wollte sie noch wissen, ob ich Tabletten einnehme. Seit über einem Jahr nahm ich regelmäßig Schmerztabletten gegen meine ständigen Knie-, Bein- und Rückenschmerzen. Auf diese Beschwerden ging sie aber nicht weiter ein. Außerdem erzählte ich ihr, dass ich seit gut einem Jahr einen mal starken, mal schwachen Juckreiz am gesamten Oberkörper hatte. Dieser Juckreiz saß circa einen Zentimeter unter der Haut, anders kann ich es nicht beschreiben. Er war teilweise so stark, dass ich mich zur Linderung selbst gekniffen habe und oftmals blaue Flecken bekam. Ich bemerkte eine Veränderung bei meiner Ärztin, als ich von diesem Juckreiz berichtete.

Die Onkologin machte eine optische und eine Tastuntersuchung meines ganzen Körpers und anschließend eine Ultraschalluntersuchung. Außer dem Knoten in der Achselhöhle, der etwa die Größe einer Aprikose hatte, wurde nichts weiter gefunden.

Bei dem anschließenden Gespräch erklärte mir die Ärztin, dass es sich um ein Lymphom handelt und riet dazu, den Tumor, denn nichts anderes war dieser Knoten, möglichst schnell zu entfernen, um festzustellen, ob er gut- oder bösartig ist. Ich sagte sofort, dass eine Operation für mich absolut nicht in Frage kommt und fragte, ob es eine andere Möglichkeit gibt, herauszufinden, ob es sich tatsächlich um Krebs handelt. Leider kannte sie jedoch keinen zuverlässigen Test.

Die Onkologin machte mir sehr eindringlich klar, dass in Anbetracht meiner Symptome davon ausgegangen werden muss, dass dieser Tumor kein gutartiger Tumor ist. Sie erklärte, dass nach einer Operation und einer anschließenden Weiterbehandlung mit Chemotherapie und Bestrahlung sehr gute Heilungsaussichten bestehen. Außerdem wollte sie wissen, warum ich die in ihren Augen lebenswichtige Operation ablehnte. Meine Erklärung überzeugte sie nicht, letztendlich akzeptierte sie jedoch meine Entscheidung, mich nicht sofort operieren zu lassen und wir vereinbarten einen neuen Termin einen Monat später.

Um zu verstehen, warum ich eine Operation so strikt ablehnte, muss man die Geschichte meiner Eltern kennen.

2 Nein – Ich lasse mich nicht operieren!

Wenn mich als Kind jemand fragte, wer mein Vater sei, antwortete ich: „Der größte und dickste". So einfach war das, es stimmte immer. Es gab zwar dickere Männer, aber die waren kleiner und es gab auch größere, die aber dünner waren. Mein Vater war eine imposante Erscheinung und ich war sehr stolz auf ihn.

Mit dreiundvierzig Jahren wurde Pa, wie ich ihn seit meiner Kindheit nannte (wir waren beide Bonanza-Fans), zum Frührentner. Das Herz machte nicht mehr mit, zu viel gegessen, zu viel getrunken, viel zu viel gearbeitet. Zwei Herzinfarkte kurz hintereinander fesselten ihn für Jahre ans Haus. Seine Gehstrecke betrug nur einhundert Meter. Oftmals hielt er sich tagelang auf dem Balkon auf, weil er den Gang in den Garten nicht schaffte. Es war ein Jammer. Mein Vater, ein Bär von einem Mann und so krank. Vorbei waren die Zeiten, als wir gemeinsam schwimmen, wandern oder angeln gehen konnten.

Jahre später wurde mein Vater in Bad Oeynhausen in der Herzklinik untersucht, um zu klären, ob eventuell eine Bypassoperation eine Verbesserung der Lebensqualität bringen könnte. Aber wegen des hohen Risikos lehnten die Ärzte ab.

Etwa zwei Jahre später, meinem Vater ging es inzwischen sehr schlecht, rief ein Professor aus der Herzklinik an und erklärte ihm, dass er sich die alten Videoaufzeichnungen des großen Herzkatheders meines Vaters angesehen habe und zu dem Schluss gekommen sei, dass er eine Operation verantworten könne und diese auch selbst durchführen würde und zwar mit einer neuen Operationsmethode.

Gemeinsam mit meiner Mutter fuhren wir zur Besprechung und Aufnahmeuntersuchung. Der Herr Professor klärte uns über die Risiken der Operation auf und mein Vater, inzwischen sechzig Jahre alt, sagte sofort zu.

Die Vorbereitungszeit für diese Operation lag bei fast einem Jahr. Pa musste vierzig Kilogramm abnehmen und seinen Allgemeinzustand verbessern. Wir schafften ein Trimmrad an, gingen gemeinsam spazieren und freuten uns auf das neue Leben, das nach der Operation beginnen sollte. Und wirklich, es begann. Die Operation war ein voller Erfolg. Die moderne Medizin hatte meinen Vater „runderneuert" und ihm ein neues Leben geschenkt.

Meine Eltern waren noch nie geflogen, weil mein Vater es wegen seines Herzens nicht durfte. Nun war alles anders. Als er aus der Klinik entlassen wurde, fragte er die Ärzte, wann er fliegen dürfe und sie gaben ihm sofort grünes Licht. Noch auf dem Weg nach Hause musste ich beim Reisebüro anhalten und Informationen für eine Kurzflugreise holen. Pa entschied sich spontan für Berlin und wollte sofort buchen. Aber meine Mutter hatte in der Zeitung ein Angebot gesehen, eine Woche Mallorca und billiger als die Berlinreise. „Das Schlimmste am Fliegen sind Start und Landung, die Zeit in der Luft ist nur ein Absitzen", erklärte ich den beiden. Prima, sagte Pa, ab nach Mallorca. Das Angebot war bereits ausverkauft und so kam es, dass meine Eltern zwei Wochen später nach Tunesien flogen.

Mit Thrombosestrümpfen, Hose und Hemd ging mein Vater sofort nach der Ankunft im Hotel ins Meer. Weil er überall frische Operationsnarben hatte, wollte er sich nicht in Badehose zeigen. Drei Wochen später waren beide wieder zu Hause, glücklich und fit, wie schon lange nicht mehr.

Alle Nachuntersuchungen in der Herzklinik ergaben nur Gutes und einen Monat später starteten meine Eltern mit ihrem Auto nach Ungarn. Dort wohnten sie bei einem Sportkameraden von mir in der Nähe des Balaton. Zurück kamen sie zwei Monate später als geplant, weil sie noch einen Abstecher nach Griechenland gemacht hatten.

Meine Eltern hatten eine neue Leidenschaft entdeckt. Jedes Jahr verreisten sie mehrfach. Sie ritten in Sri Lanka auf Elefanten, besuchten die Klöster in Zypern, machten Badeurlaub in Thailand, fuhren mit der transsibirischen Eisenbahn bis in die Mongolei, machten eine Kreuzfahrt auf dem Nil und vieles mehr. Meine Eltern genossen ihr Leben in vollen Zügen. Geld spielte nur eine untergeordnete Rolle, da mein Vater während seiner vielen Krankheitsjahre von seiner Rente nicht viel ausgeben konnte und die beiden immer sparsam gelebt hatten.

Vier Jahre nach der Operation fühlte Pa sich müde, er hatte eingerissene Mundwinkel und der Arzt stellte eine Zuckererkrankung fest. Das war kein großes Problem, ein paar Tabletten und weiter ging es.

Nachdem ich bereits mit meinem Vater die USA mit einem Wohnmobil bereist und Nordzypern mit einem Geländewagen erkundet hatte, wollten wir nun eine Studienreise durch China buchen. Doch die Zuckererkrankung wurde schlimmer und war mit Tabletten nicht mehr in den Griff zu bekommen. So wurde Pa zum Zucker einstellen in eine Spezialklinik überwiesen. Künftig sollte er Insulin spritzen. Ich habe ihn hingefahren und ihm einen Reiseführer und einen Bildband von China als Lektüre geschenkt. Für uns war klar, dass wir in circa sechs Monaten nach China reisen würden.

Die Zuckereinstellung ging flott voran und Pa ging es prächtig. Natürlich hatte er das eine oder andere Problem, aber mit seinen siebenundsechzig Jahren war er in einem sehr guten Zustand. In der Klinik fand man bei einer Routineuntersuchung Blut im Stuhl, bei der anschließenden Darmspiegelung Krebs, glücklicherweise noch im Frühstadium, wie man uns sagte. Eine Operation sei unbedingt erforderlich, aber der Darmausgang würde bleiben wo er ist und in vier Wochen sei alles wieder beim alten.

Pa wollte sich noch nicht operieren lassen, er sagte: „Das mache ich nach unserer Chinareise, so viel Zeit wird das ja wohl haben." Aber die Ärzte, meine Frau, meine Mutter und auch ich rieten zur sofortigen Operation. Widerwillig beugte sich mein Vater dem Druck von Familie und Ärzten.

Bei der Operation wurde festgestellt, dass der ganze Bauchraum voller Krebs war. Mein Vater hatte keine Probleme, er hat von diesem Krebs nicht gewusst, nichts geahnt und nichts gespürt. Bis zu dieser Operation ging es ihm gut, danach konnte er nicht mehr aufstehen.

Sechs Monate später war mein Vater tot. Er hat das Krankenhaus nur noch für die letzten zehn Tage seines Lebens verlassen, weil er zu Hause sterben wollte. Abgemagert bis aufs Skelett, unfähig alleine zu essen, zu trinken oder sich im Bett zu drehen. Pflegestufe drei, Rundumbetreuung Tag und Nacht, ein Albtraum. Er starb unter entsetzlichen Qualen.

- Ich bin überzeugt, dass diese Operation ein riesiger Fehler war.

- Ich bin überzeugt, dass die Ärzte von Anfang an alles getan haben, was in ihrer Macht stand.

- Ich bin überzeugt, dass sie, als sie zur Operation drängten, glaubten das Beste für meinen Vater zu tun.

- Ich bin überzeugt, dass mein Vater ohne Operation länger und vor allem besser gelebt hätte.

Natürlich ist es müßig die Frage zu stellen, was wäre gewesen wenn? Ich stelle sie trotzdem. Mein Vater wäre aus der Klinik gekommen, mit dem Wissen, dass er Darmkrebs hat. Damit hätten wir alle leben können, zumal Pa keine ernsthaften Probleme hatte. Wir wären wie geplant nach China gereist und im allerschlimmsten Falle wäre auf dieser Reise ein Geschwür geplatzt und mein Vater innerhalb weniger Minuten innerlich verblutet. Na und? Es hätte ein paar Probleme mit der Beerdigung gegeben. Möglicherweise hätte man in ganz China keinen passenden Sarg gefunden. Irgendwelche Bürokraten hätten irgendwelche Papierchen ausgestellt, abgestempelt, abgeheftet usw. Natürlich wären wir alle traurig gewesen, aber es wäre ein kurzer würdevoller Tod gewesen und die sechs Monate dahinsiechen ohne Aussicht auf Besserung wären meinem Vater und uns allen erspart geblieben.

Drei Jahre später wurde bei meiner Mutter bei einer Blinddarmoperation ein Krebstumor gefunden und entfernt. Die Ärzte sagten ihr, sie habe großes Glück gehabt, alles konnte restlos entfernt werden, Chemotherapie oder Bestrahlung sei nicht erforderlich.

Aber der Krebs kehrte bereits nach einem Jahr mit einer besonders heimtückischen Variante zurück. Die Medikamente konnten nur die Symptome lindern, für eine Operation war es bereits zu spät. Meine Mutter hatte schon immer eine unglaubliche fast übernatürliche Willenskraft. Sie bekam Morphium gegen ihre Schmerzen und war manche Stunde so verwirrt, dass sie uns nicht erkannte. Trotzdem schaffte sie es, jeden Tag aufzustehen, zu essen, selbst auf die Toilette zu gehen und in ihrem geliebten Wintergarten zu sitzen. Sie freute sich auf Weihnachten, weil sie schon im Sommer Geschenke für uns gekauft hatte. Am 24. Dezember, Heiligabend, starb meine Mutter. Als ich ihr Gute Nacht sagen wollte, schlief sie für immer ein. Zwischen ihrer Blinddarm/Krebsoperation, bei der angeblich alles entfernt wurde, und ihrem Tod lagen keine zweieinhalb Jahre.

Damals schwor ich mir, sollte ich je an Krebs erkranken, kommt eine Operation für mich keinesfalls in Frage.

3 Lymphom – Was bedeutet das?

Die vier Wochen Zeit bis zum nächsten Termin bei der Onkologin nutzte ich, um mich gründlich zu informieren. Meine Hauptinformationsquelle war das Internet. Ich hatte ein Lymphom, das stand zweifelsfrei fest.

Lymphom ist ein Sammelbegriff für Lymphknotenvergrößerung, egal ob gut- oder bösartig. Wenn es bösartig ist, nennen die Ärzte es malignes Lymphom, der Laie nennt es Lymphknotenkrebs.

Bösartige Lymphome werden in Morbus Hodgkin und Non-Hodgkin-Lymphom unterteilt. Die beiden Formen unterscheiden sich für mich als Laien nur unwesentlich. Die Symptome sind nahezu identisch, allerdings scheinen die Heilungschancen beim Morbus Hodgkin besser zu sein.

Ich saß jeden Tag mindestens sechs Stunden am Computer und kannte nur ein Thema: Lymphome. Mein ganzes Denken und Handeln konzentrierte sich in diese Richtung. Mein Wissen wuchs rasend schnell, weil ich es gewohnt bin, effektive Internetrecherche zu betreiben. Ich recherchierte auf Fachseiten ebenso wie in Foren.

Bei Wikipedia las ich, dass bösartige Lymphome sehr schwer zu diagnostizieren sind. Auch erfuhr ich, dass die Betroffenen oftmals mit Schmerzen in den Beinen und dem Rücken zu tun haben. Hoppla, Beinschmerzen?

Seit einigen Jahren litt ich unter ständigen starken Schmerzen in beiden Beinen. Aus diesem Grund nahm ich täglich Schmerztabletten zu mir, die aber nicht viel halfen.

In beiden Knien wurde vor drei Jahren eine Arthrose dritten Grades festgestellt. Bei der anschließenden Besprechung sagte man mir, dass diese Schmerzen, wie ich sie beschrieb, nicht typisch für eine Arthrose seien. Allerdings habe mancher Patient eine Arthrose dritten Grades, ohne es zu wissen, weil er keine Schmerzen hat und ein anderer, mit einer Arthrose ersten oder zweiten Grades, könne kaum noch laufen.

Schmerzempfinden sei jedoch individuell und jeder Körper reagiere anders. Da bei mir nachweislich eine Arthrose bestand, ging ich auch davon aus, dass dies die Ursache meiner Schmerzen war.

Ich wurde in einer Spezialklinik vorstellig, um zu klären, ob eine Operation sinnvoll wäre. Zwei Ärzte sichteten meine Unterlagen und untersuchten meine Beine, ich beschrieb meine Probleme und beide kamen zu dem Schluss, dass meine Schmerzen eine andere Ursache haben müssten und daher eine Knieoperation keine Linderung bringen würde. Auf mein drängendes Nachfragen, was es denn wohl sonst sein könne, vermuteten sie einen möglichen Wirbelsäulenschaden, ein muskuläres Problem oder im schlimmsten Fall eine Erkrankung des Rückenmarks. Weitere Untersuchungen schlossen jedoch diese Vermutungen nahezu aus.

Und nun las ich, dass die Probleme in meinen Beinen mit meinem Tumor in der Achselhöhle zusammenhängen können. Das wäre eine Erklärung dafür, dass die Schmerzmittel gegen Arthrose weniger halfen als ganz normales Aspirin.

Aktualisierung 2020

Die Beischmerzen sind seit circa sieben Jahren komplett verschwunden. Meine Krebserkrankung war tatsächlich der Auslöser.

Ebenfalls bei Wikipedia las ich, dass sowohl bei Morbus Hodgkin wie beim Non-Hodgkin-Lymphom oftmals ein starker Juckreiz auftritt. Ich gab Hodgkin und Juckreiz in die Suchmaschine ein und fand nach einiger Zeit die Seite eines Heilpraktikers, auf der mein Juckreiz exakt so beschrieben wurde, wie ich ihn empfand. Bei dem beschriebenen Fall war der Patient an einem Non-Hodgkin-Lymphom erkrankt. Wahrscheinlich hatte deshalb die Onkologin so ernst reagiert, als ich meinen Juckreiz erwähnte.

Ich wäre nie auf die Idee gekommen, dass dieser Juckreiz eine andere Ursache als eine Allergie haben könnte. Ich vermutete, dass diese Allergie durch meinen neuen Hund verursacht wurde, da der Juckreiz zeitgleich mit der Anschaffung des Hundes begann, anfangs allerdings nur sehr schwach und sporadisch. Ich hatte schon vor einigen Jahren, als ich mich in meiner Ausbildung zum Hundeschlittenführer befand, eine leichte allergische Reaktion auf die Hunde. Da ich mich aber keinesfalls von meinem Hund und meinem Hobby trennen wollte, nahm ich homöopathische Mittel gegen Allergie und Juckreiz ein, die aber nur wenig oder auch gar nicht halfen.

Ich suchte Gründe, warum ein Lymphom überhaupt entsteht. Als Verursacher wurden Viren, Bakterien, Pestizide, genetische Veränderungen, Röntgen- oder Gammastrahlen angegeben. Meine Erkrankung hing also nicht mit einem Fehlverhalten meinerseits zusammen, sondern mit Umwelteinflüssen, also mit Faktoren, die ich nicht beeinflussen konnte. Irgendwie beruhigte mich das.

Sowohl nach der ersten Tastuntersuchung durch meinen Hausarzt wie auch bei der Tastuntersuchung durch die Onkologin, schwollen meine Lymphknoten im Bereich Hals und Ohren an und es dauerte zwei Tage, bis die Schwellungen verschwunden waren. Nun fand ich die Erklärung auf der Seite eines anderen Heilpraktikers. Beim Non-Hodgkin-Lymphom, und augenscheinlich nur dort, kann es nach Tastuntersuchungen zum Anschwellen anderer Lymphknoten im näheren und auch weiteren Umfeld kommen. Diese Aussage fand ich an mehreren Stellen, unter anderem in einem medizinischen Fachbuch bestätigt.

Meine Symptome und die Informationen aus dem Internet deuteten darauf hin, dass meine Erkrankung bösartig war und ich ein Non-Hodgkin-Lymphom hatte. Ganz sicher war ich mir aber nicht, da die Aussagen im Internet nicht eindeutig waren. Letztendlich war dies unerheblich, bösartig ist bösartig, egal wie es heißt.

Meine Erkenntnisse zum Morbus Hodgkin/Non-Hodgkin-Lymphom sind folgende. Meistens wird der Tumor zufällig entdeckt. Oftmals erst, wenn er so groß ist, dass man ihn bereits unter der Haut sehen kann. Die meisten Tumore bilden sich im Hals und Nackenbereich, unter der Achsel oder in der Leistengegend. Ich habe Fotos von Patienten gesehen, deren faustgroße Tumore sehr deutlich zu erkennen waren. In den überwiegenden Fällen hatten diese Patienten weder Probleme noch Symptome. Diese großen Tumore werden operativ entfernt und oftmals mit Chemotherapie und/oder Bestrahlung nachbehandelt. Die Heilungschancen scheinen sehr gut zu sein.

Ein großer Tumor, der auch irgendwann mal klein war, wuchert still und unbemerkt vor sich hin, verursacht wenig oder keine Probleme und ist verhältnismäßig einfach zu beseitigen ist, egal ob es sich dabei um ein Morbus Hodgkin oder Non-Hodgkin-Lymphom handelt.

Anders sieht es augenscheinlich bei einem kleinen Tumor, vor allem dem Non-Hodgkin-Lymphom aus. Dieser Tumor wird nicht so groß, dass man ihn unter der Haut sehen kann und offensichtlich ist es nur dieser Tumortyp, der den Patienten Probleme bereitet. Wenn solch ein kleiner Tumor herausgeschnitten wird, bildet sich nach der Operation, oftmals im gesamten Lymphsystem, rasend schnell neuer Krebs, der auch mit Chemotherapie oder Bestrahlung nicht mehr zu bekämpfen ist. Allerdings scheint es auch so zu sein, dass der kleine Tumor irgendwann von alleine anfängt zu streuen. (Ich benutze den Ausdruck Streuen wider besseres Wissen, eine genaue Erklärung erfolgt später.) Also egal ob operiert wird oder nicht, das Ergebnis bleibt das Gleiche.

So wie ich es verstehe, unterscheidet die Schulmedizin zwar das Morbus Hodgkin und das Non-Hodgkin-Lymphom, nimmt aber keine weitere Unterteilung in „groß und klein" vor. Natürlich gibt es Stadien und Klassifizierungen und einige Fachleute sind der Meinung, dass es zwei Arten von Non-Hodgkin-Lympho-men gibt, aber in der Mortalitätsstatistik (Todesursa-chenstatistik) wird nur zwischen Morbus Hodgkin und Non-Hodgkin-Lymphom unterschieden. So kommt es, dass die relative 5 Jahres Überlebensrate über alle Stadien für das Non-Hodgkin-Lymphom für Männer 62 % und für Frauen 66 % beträgt (*gemeinsame Veröffentlichung des Robert Koch-Instituts und der Gesell-schaft der epidemiologischen Krebsregister in Deutschland e.V. 6. überarbeitete Auflage, 2008*).

Meiner Meinung nach, ist dieses Ergebnis aber ver-fälscht, weil das große „harmlose" Non-Hodg-kin-Lymphom wesentlich öfter vorkommt als das klei-ne „böse" Non-Hodgkin-Lymphom. Ich glaube, dass ein kleiner Tumor, der bereits Probleme verursacht, aus schulmedizinischer Sicht nicht mehr heilbar ist. Nach allem was ich gelesen habe, ist ein kleines Non-Hodgkin-Lymphom, das Probleme verursacht, egal ob es operiert wird oder nicht, innerhalb weniger Jahre tödlich.

Aktualisierung 2020
Ich habe diesen „bösen" Tumortyp.

Es ist mir völlig klar, dass fast kein Schulmediziner diese Aussage durchgehen lässt. Ich bin mir aber si-cher, würde die Statistik differenzierter geführt, käme man zum gleichen Ergebnis.

Diese Erkenntnisse bestätigten mich in meiner Ent-scheidung, mich keinesfalls operieren zu lassen.

Aktualisierung 2020

Sofort nach der Diagnose Non-Hodgkin-Lymphom habe ich im Internet gezielt nach Männern in meinem Alter gesucht, die ebenfalls Non-Hodgkin-Lymphom Patienten waren. Ich wollte von ihren Erfahrungen lernen. Fünf Betroffene habe ich in verschiedenen Krebsforen gefundenen und mit ihnen Kontakt aufgenommen. Alle gingen den schulmedizinischen Weg. Sie waren 42, 44, 48, 51 und 56 Jahre alt.

Sieben Jahre nach ihrer jeweiligen Krebsdiagnose lebte keiner mehr von ihnen. Ihr Weg war der falsche. Natürlich habe ich jedem dieser Gruppe über mein Vorgehen informiert. Wir standen jahrelang in ständigem Kontakt. Als im Jahr 2010 mein erstes Buch veröffentlicht wurde, habe ich den vier noch lebenden jeweils ein kostenloses Exemplar zugeschickt. Ob sie es überhaupt gelesen haben, weiß ich nicht. Alle glaubten ganz fest an die nächste Chemo, die nächste Bestrahlung oder die nächste Operation. Es war für mich traurig und extrem frustrierend, als einer nach dem anderen starb.

4 Der zweite Termin bei der Onkologin

Meinem nächsten Praxisbesuch sah ich mit Spannung entgegen. Ich war nicht mehr der unwissende, blauäugige Patient, der ich beim ersten Termin war. Ich hatte mich informiert und besaß nun ein ganz anderes Wissen.

Gleich zu Anfang der Untersuchung lehnte ich die Tastuntersuchung ab. Bisher war mein Knoten unter der Achsel zweimal mit ziemlich viel Druck von den Ärzten abgetastet worden, beide Mal hatte ich jeweils zwei Tage lang unangenehme Schwellungen der Lymphknoten im Bereich Hals und Ohren und ich wollte diese Probleme keinesfalls wieder bekommen. Außerdem konnte ich absolut nicht einsehen, warum man an einem Krebsgeschwür herumdrücken muss, wenn es anschließend sowieso mit Ultraschall untersucht. Meine Onkologin akzeptierte meinen Wunsch, hatte aber noch nie von dieser Problematik gehört.

Im Internet hatte ich von einer speziellen Blutuntersuchung gelesen, mit der man eine bösartige Erkrankung des Lymphsystems feststellen kann. Ich fragte die Ärztin, ob sie diese Untersuchung kennt und durchführen kann. Sie kannte sie, hielt jedoch nichts davon, weil der ermittelte Wert nicht einhundert Prozent aussagekräftig sei. Außerdem sei da ein Tumor und dieser Tumor müsse raus und dann würde man ja sehen, ob er bösartig sei und somit sei eine Blutuntersuchung im Vorfeld unnütz.

Nach der Ultraschalluntersuchung erklärte die Onkologin, dass der Tumor seine Form verändert habe und gewachsen sei. In Anbetracht meiner Symptome müsse davon ausgegangen werden, dass dieser Tumor bösartig ist. Eine sofortige Operation sei somit unbedingt erforderlich.

Der Operationstermin sollte drei Tage später sein. In einem sehr ausführlichen Gespräch, das fast eine Stunde dauerte, erläuterte ich ihr nochmals meine Gründe für eine Ablehnung der Operation und sie versuchte mich von der Notwendigkeit und Sinnhaftigkeit zu überzeugen.

Ich verließ die Praxis mit einer Überweisung zur Radiologie. Es sollte durch eine Computertomografie geklärt werden, ob irgendwo im Hals-, Brust- und Bauchraum weitere Lymphknoten geschwollen oder andere Tumore vorhanden sind. Frau Doktor hatte sofort in einer radiologischen Praxis einen Termin für mich vereinbart. Ich fuhr nach Hause, griff zum Telefon und sagte diesen Termin ab. Ich sah nicht ein, dass eine körperlich belastende, aufwendige und auch teure Untersuchung gemacht werden sollte, obwohl das Ergebnis, egal wie es ausgefallen wäre, meinen Entschluss nicht verändert hätte.

Einige Tage später ging ich zu meinem Hausarzt. Er wusste bereits, dass ich die Operation abgelehnt hatte. Die beiden Mediziner hatten über meinen Fall gesprochen.

Das Gespräch mit meinem Hausarzt war gelinde gesagt unschön. Er erklärte mir, dass er schon Tumore erlebt habe, die sich plötzlich explosionsartig vermehrt und dann innerhalb von wenigen Monaten zum Tod geführt hätten.

Er erzählte von einem Fall, bei dem er einen kindskopfgroßen Morbus Hodgkin im Bauchraum eines Patienten entdeckt hatte. Der Tumor wurde entfernt und der Patient ist inzwischen seit fünfzehn Jahren krebsfrei. Daraufhin erläuterte ich ihm meine Theorie über „die kleinen bösen und die großen guten Tumore". Nach einigem Nachdenken meinte er, da könne was dran sein. Trotz allem empfahl er mir die Operation und sagte, dass er sich operieren lassen würde, weil es keine Alternative gäbe.

Nachdem es ihm nicht gelang mich umzustimmen, sagte er, dass er meine Entscheidung als falsch ansieht, sie aber akzeptiert und mich auf meinem Weg unterstützen wird.

5 Ich träume vom Leben und denke an den Tod

Da saß ich nun, gerade fünfzig Jahre alt, mit einem wahrscheinlich lebensbedrohlichem Tumor in der rechten Achselhöhle. Diese Erkenntnis sickerte ganz langsam in mein Bewusstsein. Je länger ich darüber nachdachte, umso mehr wurde mir bewusst, wie viele gesundheitliche Probleme ich in letzter Zeit hatte.

Seit drei Jahren hatte ich ständig irgendetwas. Mal war ich nervös, reizbar und hyperaktiv, dann wieder unkonzentriert, antriebsschwach, müde und schlapp. Ich hatte Probleme mit meinen Gelenken, meinem Rücken und meiner Psyche. Ich schlief viel, oft war mir schwindelig und eines Morgens kippte ich im Wohnzimmer um und lag bewusstlos am Boden, meine Frau musste den Notarzt holen.

Ich war absolut nicht mehr der Mensch, der ich einmal war. Ständig tat mir etwas weh und ich fühlte mich unwohl. Um meinen Freundeskreis kümmerte ich mich kaum noch, ich fuhr niemanden besuchen und rief auch niemanden an. Aus unserem Tauchverein, in dem ich seit fünfzehn Jahren aktives Mitglied war, trat ich aus. Die notwendige Renovierung unserer Wohnung zögerte ich immer weiter hinaus. Im Winter sagte ich, das machen wir im Sommer und im Sommer sprach ich vom Winter. Bei längeren Autofahrten saß ich immer auf dem Beifahrersitz und war froh, wenn meine Frau mich nicht zum Fahren aufforderte. In meiner Garage steht seit Jahren ein halbfertiges selbstgebautes Kanu herum. Diese Liste lässt sich noch fortsetzen. Ich hatte keine Lust zu nichts.

In langen Gesprächen mit meiner Frau wurde mir klar, dass dieser Tumor mein Leben offenbar bereits stark verändert hatte. Alle körperlichen Probleme schienen mit dieser Erkrankung zusammenzuhängen. Ich war krank, ich war richtig krank. Trotzdem fiel es mir schwer, das zu glauben. Oder wollte ich es einfach nicht akzeptieren?

Ich sah mir meine alten Fotoalben an, Babybilder, erster Geburtstag, Einschulung, meine Großeltern, meine Eltern, meine erste Freundin, mein ganzes Leben. Ich ließ mein Leben Revue passieren. Ich dachte an Freunde, die schon gestorben waren. Außer mit meiner Frau sprach ich mit niemandem über den Tumor, ich war ganz in meinen Gedanken gefangen. Ich träumte vom Leben und dachte an den Tod:

Es ist alles noch so früh, so frisch, dennoch denke ich ans Sterben. Eigentlich, sage ich mir, kann ich damit warten, bis es wirklich schlimm ist. Warum sollte ich jetzt über etwas nachdenken, das in der ungewissen Zukunft liegt? Aber ich kann meine Gedanken nicht von diesem Thema abziehen. Obwohl es noch nicht aktuell ist, verfolgt, behindert und belastet es mich. Ich merke, dass ich dieses Thema erst für mich klären muss, bevor ich mich anderen Dingen zuwenden kann. Ich denke erstmalig in meinem Leben ernsthaft darüber nach, wie ich sterben möchte.

Keinesfalls werde ich in einem Krankenhausbett an Apparate angeschlossen vor mich hindämmern und auf den Tod warten.

Eine Pflege durch meine Frau kommt ebenfalls nicht in Frage, das möchte ich ihr und mir nicht zumuten.

Nein, wenn schon, dann soll es ein toller Tod sein, nicht sanft oder bequem. Es muss ein Tod sein, der sich lohnt, sozusagen als Entschädigung für die nicht gelebten Jahre.

Ich möchte nicht sterben, ich liebe mein Leben und wünsche mir, das alles wieder so wird, wie es war. Ich möchte fliehen, aber wohin?

Ich will diesen Gedanken nicht zu Ende denken, er erscheint mir wie ein Verrat an der eigenen Hoffnung, als würde ich nicht glauben, dass es eine Heilungschance gibt.

Ich denke, dass ich mich selbst aufgebe, mich selbst belüge, wenn ich über meinen Tod nachdenke. Die Gedanken drehen sich im Kreis und ziehen mich in einen Strudel, der mich fast verschlingt. Plötzlich habe ich die Lösung.

Wenn ich sterben muss, dann so, wie ich immer gelebt habe, in Aktion. Fünfzehn Jahre habe ich als Sporttaucher die halbe Welt bereist und mehrere Hundert Tauchgänge, fast alle selbst organisiert, hinter mir. Ich habe sehr viel gesehen, vom Baggersee in Deutschland, über Höhlen in Florida bis zum Great Barrier Riff in Australien. Ich bin gemeinsam mit Delfinen und Schildkröten getaucht, habe Haie, Wasserschlangen, Seelöwen und Manatees gesehen. Alles was ich mir taucherisch erträumen konnte, habe ich bekommen. Die Begegnung mit dem größten Fisch der Welt, dem Walhai, blieb mir jedoch verwehrt. Diese bis zu vierzehn Meter langen friedlichen Giganten findet man hauptsächlich am Ningaloo Riff in Australien und dort war ich noch nicht. Vor einiger Zeit habe ich mit dem

Tauchen aufgehört, aber nichts spricht gegen einen letzten Tauchgang, einen allerletzten.

Ich stelle mir vor, wie es wohl sein müsste, mit solch einem „Tauchpartner" in die endlose blaue Tiefe hinabzutauchen, ohne Wiederkehr. Es muss ein irrsinniges Gefühl sein.

Die Vorstellung, das zu erleben, erfüllt mich mit Freude. So ernst und traurig das ganze Thema ist, in meinem Innern ist eine tiefe ehrliche Freude, unglaublich.

Jetzt, wo die Frage des „wie sterben" für mich geklärt ist, bleibt die Frage des „wann". Für einen letzten Tauchgang muss ich halbwegs fit sein, ich will aber keine Lebenszeit verschenken, außerdem trifft man die Walhaie nur zu bestimmten Jahreszeiten am Ningaloo Riff an. Na gut, das sind rein organisatorische Probleme, das werde ich wohl schaffen.

6 Internetrecherche – Wer sucht, der findet!

Nachdem ich mich mit dem Sterben auseinandergesetzt hatte, war mein Kopf wieder frei.

Eins war klar, eine schulmedizinische Behandlung kam für mich nicht in Frage. Alles was man mir anbieten konnte, war eine Operation und nach allen Informationen, die ich hatte, war ich der Meinung, dass der Schaden größer sein würde als der Nutzen. Mehr noch, ich war und bin der absoluten Überzeugung, dass solch eine Behandlung für mich innerhalb von ein bis zwei Jahren tödlich gewesen wäre. Einfach abwarten ging aber auch nicht, denn das hieße mit meinem Leben zu spielen, ohne jedoch selbst in das Spielgeschehen einzugreifen. Ich musste also einen anderen Weg finden, einen Weg ohne Operation, ohne Chemotherapie und ohne Bestrahlung.

Für einen Außenstehenden mag es unlogisch klingen, dass ich, obwohl ich einen Tumor hatte und krebstypische Symptome zeigte, nicht glauben konnte oder wollte, dass ich an Krebs erkrankt war. Ich glaube, dass man die Gefühle, die man in so einer Situation hat, rational nicht erklären kann. Sorge, Hoffnung, Glauben, Wissen, alles kommt zusammen, vermischt sich und man ist davon überzeugt, dass alles gut wird und in der nächsten Minute fürchtet man, dass es nicht so sein wird.

Ich wollte mit absoluter Gewissheit wissen, ob mein Tumor gut- oder bösartig ist. Sowohl die Onkologin als auch mein Hausarzt sagten, dass die einzige Möglichkeit dies eindeutig zu klären darin besteht, ihn unter dem Mikroskop zu untersuchen und dafür muss er durch eine Operation aus dem Körper entnommen werden.

Noch vor einigen Jahren wurden in solchen Fällen Gewebeproben aus dem Tumor entnommen. Dies wird heute nicht mehr praktiziert, weil man irgendwann festgestellt hat, dass dadurch das Krebswachstum oftmals beschleunigt wurde. Schade um all die Menschen, die durch die Anwendung dieser Methode ihre Gesundheit oder ihr Leben verloren haben.

Es gibt doch auch Blutuntersuchungen, es gibt doch einen Tumormarker?! Da muss es doch schulmedizinisch einen Weg geben! Ich sprach darüber mit meinem Hausarzt, allerdings ohne konkrete Ergebnisse, er konnte mir keinen zuverlässigen Bluttest anbieten.

Ich möchte noch einmal auf meinen an Krebs gestorbenen Vater zurückkommen. Bei meinem Vater wurde, kurz bevor man bei ihm Darmkrebs feststellte, eine Krebsvorsorgeuntersuchung bei seinem Hausarzt durchgeführt und nichts gefunden, seine Blutwerte waren in Ordnung. Bevor er operiert wurde, wurden etliche weitere Untersuchungen mit ihm gemacht, trotzdem gingen die Ärzte bei Beginn der Operation davon aus, dass es sich bei dem Krebsgeschwür meines Vaters um ein kleines unwesentliches Ding im Darm handelt. Erst bei der Operation hat man festgestellt, dass der gesamte Bauchraum von Krebs befallen war. Welchen Wert hat eine Vorsorgeuntersuchung, wenn sie einen so gravierenden Krebs nicht feststellt. Welchen Wert haben überhaupt irgendwelche Untersuchungen, wenn solche Schäden nicht erkannt werden?

Heute, nachdem ich mich sehr intensiv mit Krebs auseinandergesetzt habe, bin ich sehr froh darüber, dass die Ärzteschaft keine zuverlässige Krebsvorsorge anbieten kann, denn das würde bedeuten, dass noch mehr Menschen durch die Krebsbehandlung zu Tode kämen. Ich weiß, wie hart das klingt, aber ganz nüchtern betrachtet ist es wirklich so, als hätte man eine wunderbare Feuerüberwachung, aber zum löschen des Feuers nur Benzin zur Verfügung. Ich möchte nicht gegen die Schulmedizin zu Felde ziehen. Es wird Großartiges geleistet, unsere Ärzte zählen zu den Besten der Welt, der medizinische Fortschritt weltweit ist gewaltig. Aber ich persönlich bin der Meinung, dass fast die gesamte Ärzteschaft bei Krebs auf dem falschen Weg ist.

Aktualisierung 2015
Die Ärzteschaft ist auf dem falschen Weg. Davon bin ich inzwischen absolut überzeugt.

Aktualisierung 2020
Ja, vor fünf Jahren habe ich tatsächlich noch geglaubt, dass unsere Ärzte zu den besten der Welt zählen. Mein Wissen hat sich erweitert. Bei der Behandlung von Krebs ist man in anderen Ländern wesentlich weiter und erfolgreicher.

Bei meiner Suche nach einem Krebstest konnte mir die Schulmedizin also nicht weiterhelfen, aber vielleicht die Heilpraktiker. Aus den Gelben Seiten für die Bereiche Hannover, Hildesheim, Hameln und Schaumburg suchte ich mir zehn Heilpraktiker heraus. Ich wählte nur Eintragungen, die sich durch zusätzliche Einträge oder besondere Gestaltung hervorhoben. Ich begann zu telefonieren und stellte immer die gleiche Frage: „In meiner rechten Achselhöhle wurde ein Tumor diagnostiziert, ob er gut- oder bösartig ist, wissen die Ärzte nicht, sie empfehlen jedoch ihn schnellstmöglich herauszuoperieren. Haben Sie eine Möglichkeit festzustellen, ob der Tumor bösartig ist?"

Meistens sprach ich zunächst mit einer Sprechstundenhilfe, aber in allen Fällen bekam ich den Heilpraktiker sofort oder per Rückruf ans Telefon.

Die Gespräche waren allesamt freundlich, sachlich und gut. Leider konnte mir keiner einen zuverlässigen Test anbieten. Auf meine Frage, was ich ihrer Meinung nach tun solle, antworteten alle das Gleiche: Den Tumor entfernen und anschließend ergänzend zu Chemotherapie oder Bestrahlung eine Nachbehandlung durch den Heilpraktiker machen lassen.

Was sollte denn dieser Mist? Gerade solch eine Behandlung wollte ich doch vermeiden. Ich suchte eine Alternative! So wurde das mit Sicherheit nichts. Das Ergebnis war klar und deutlich, der normale Standardheilpraktiker in meiner Nähe konnte mir nicht helfen.

Im Internet gab ich die Begriffe Heilpraktiker und Krebstherapie bei einer Suchmaschine ein. Und nun wurde es interessant. An einem Vormittag hatte ich sieben Praxen ausfindig gemacht, die auf ihrer Internetseite behaupteten, einen zuverlässigen Krebstest durchführen zu können. Ich griff zum Telefon und erklärte der Sprechstundenhilfe mein Problem. In allen Fällen wurde ich von den Heilpraktikern zurückgerufen.

Jeder dieser Spezialisten erklärte mir, dass er einen Test durchführen könne, der mit einhundertprozentiger Sicherheit feststellen würde, ob sich Krebszellen in meinem Körper befänden oder nicht. Es wurden mir unter anderem Blut-, Speichel-, Urin- und Haaranalysen angeboten. Alle Gesprächspartner hörten sich seriös und kompetent an. Sie nahmen sich Zeit für das Gespräch und ich fühlte mich bei jedem einzelnen schon am Telefon in guten Händen. Die Preise waren noch human, sie lagen zwischen 95 und 185 Euro für den Krebstest.

Irgendwie verstand ich das Ganze nicht. Die Schulmedizin kannte nicht einen zuverlässigen Krebstest, die Heilpraktiker in meiner Nähe ebenfalls nicht, aber im Internet gab es in jeder Ecke Deutschlands „irgendeinen Krebsspezialisten", der behauptete, er könne etwas leisten, was sonst keiner kann.

Die halbe Nacht lag ich wach und dachte nach. Plötzlich fiel der Groschen. Ich hatte zwar konkret gefragt, ob sie feststellen könnten, ob mein Tumor gut- oder bösartig sei, aber die Antwort war immer, ja mit dem Test wird festgestellt, ob Krebszellen im Körper sind. Wieso hatte ich das nicht gleich gemerkt! Da war wohl mein Wunsch nach einem Test dem klaren Denken im Weg gewesen.

Ich wusste, wie das Ergebnis ausfallen würde, wie es logischerweise ausfallen musste. Der Test würde positiv ausfallen, das heißt, man würde mir sagen, dass sich in meinem Körper Krebszellen befinden und das wäre auch richtig so. Aber nicht nur bei mir, sondern bei jedem anderen Menschen auch. In jeder Sekunde unseres Lebens entstehen im Körper bösartige Zellen, vierundzwanzig Stunden am Tag, unser gesamtes Leben lang. Unser Immunsystem sorgt dafür, dass diese Zellen eliminiert werden und der Krebs nicht zur Krankheit wird. Aus diesem Grund kann ein Krebstest mit der Fragestellung, gibt es Krebszellen in diesem Körper, nur positive Ergebnisse zeigen. So einfach ist das. Das ist auch gut für den Heilpraktiker, er legt sich nicht mit der Ärzteschaft an, verhindert keine angeblich notwendige Operation und sagt nichts Falsches. Denn in jedem Menschen befinden sich wie gesagt, immer und zu jeder Zeit Krebszellen und nichts anderes sagt so ein Test aus.

Am nächsten Tag rief ich jeden einzelnen Heilpraktiker noch einmal an und äußerte meine Bedenken bezüglich der Aussagefähigkeit des angebotenen Krebstestes, dann fragte ich ganz konkret: „Können Sie mit Ihrem Krebstest hundertprozentig feststellen, ob der Tumor in meiner Achselhöhle gut- oder bösartig ist?" Alle sagten sofort, dass sie das nicht können, aber ob sich Krebszellen im Körper befänden, dass würde dieser Test zu Tage bringen, bla, bla, bla. Nun musste nur noch ein schöner Orakelspruch her, der sowohl ja als auch nein sagt und ich als Hilfesuchender bin genauso weit wie vorher.

Mir fällt dazu eine ziemlich böse, angeblich wahre Geschichte aus dem Mittelalter ein.

Ein König lud alle Hellseher seines Reiches zu einem großen Fest auf sein Schloss ein. Er wollte herausfinden, ob diese Hellseher tatsächlich in die Zukunft blicken können. Aus diesem Grund plante er ihre Ermordung während des Festes, sozusagen als kleine Showeinlage. Einige blieben dem Fest fern und entgingen somit ihrer Ermordung, um die anderen war es nicht schade, da sie offensichtlich keinerlei hellseherische Fähigkeiten besaßen

Tja, solche Tests sind wahrscheinlich sehr effektiv, aber heute wohl eher unzulässig.

Ich habe nichts gegen Heilpraktiker, im Gegenteil. Einem Arbeitskollegen, der an einem Raucherbein litt, wurde dieses Bein durch das Wissen und Können einer Heilpraktikerin gerettet, während die Krankenhausärzte einzig die Amputation anzubieten hatten.

Das Thema Krebstest wird noch einige Mal in diesem Buch auftauchen. Im Moment entschied ich mich, davon auszugehen, dass mein Tumor bösartig ist, zumal, wie gesagt, massenhaft Symptome vorhanden waren, die diese Vermutung nahe legten.

Weiterhin durchforstete ich das Internet. Nun suchte ich allerdings keinen Krebstest mehr, da es offenbar keinen gab, sondern eine alternative Behandlungsmethode.

Nach einer Woche intensiver Suche war ich immer noch nicht weiter als am Anfang. Inzwischen wusste ich zwar, dass es mindestens einhundertdreißig verschiedene alternative Krebstherapien gibt, aber welche war für mich die richtige? Wie sollte ich in diesem Wirrwarr meinen Weg finden? Über zweihundert Seiten hatte ich inzwischen abgelegt, aber eine konkrete Richtung noch nicht gefunden.

Ich versuchte es in verschiedenen Foren, las dutzende von Erfahrungsberichten. Der eine hatte einen Riesenerfolg mit einer Methode erzielt, die bei einem anderen völlig versagt hatte. So war es ständig. Ich notierte Anschriften von Heilpraktikern, Onkologen, alternativen Heilern usw., eine klare Linie fehlte. Wann immer ich glaubte, eine gute Therapie gefunden zu haben, gab es darüber genauso viele negative Berichte wie positive, es war äußerst verwirrend.

Bei Büchern war es das gleiche Bild. Es gab viele Bücher über verschiedene Therapien, aber von fast keiner gab es ein zweites Buch von einem anderen Verfasser. Ich bin der Meinung, wenn es eine wirklich gute Therapie gibt, dann müssen über sie mehrere Bücher am Markt sein. (Heute, im Jahr 2010 hat sich die Situation geändert, es gibt mehrere Bücher über Vitamin B 17.)

Zwei Bücher sagten mir thematisch zu, die Beurteilungen waren gut, leider beschrieben beide unterschiedliche Therapien, trotzdem bestellte ich sie. Es war enttäuschend, das eine Buch war nur eine Selbstbeweihräucherung des Autors, das andere so oberflächlich und pauschalierend, dass ich es nicht zu Ende gelesen habe.

Ich suchte weiter. Mehrere Interneteinträge bezogen sich auf das Buch „Revolution in Medizin und Gesundheit" von Dr. Hans Nieper. Es stammt aus dem Jahr 1985 und ist nur noch gebraucht erhältlich. Dr. Hans Nieper ist inzwischen leider verstorben. Als ich las, dass er einer der Mitbegründer der Deutschen Gesellschaft für Onkologie und von 1983 –1987 deren Präsident war und außerdem sehr viele bekannte Persönlichkeiten von ihren Krebsleiden geheilt hatte, entschloss ich mich, dieses Buch zu lesen. Zwei Tage später hielt ich es in meinen Händen, gebraucht, in gutem Zustand für zweiundzwanzig Euro.

Der Titel hält was er verspricht, der Inhalt ist revolutionär. Ich kann die Richtigkeit der gemachten Aussagen nicht überprüfen, es fällt mir schwer, vieles auch nur ansatzweise zu verstehen.

Dr. Hans Nieper war Schulmediziner, Internist und Onkologe. Er war ein absoluter Gegner der Chemotherapie, er schlägt stattdessen unter anderem eine Schutztherapie und Diät vor. In seinem 185 Seiten starken Buch behandelt er verschiedene medizinische Themen, etwa die Hälfte befasst sich mit Krebs. Innerhalb von zwei Tagen habe diesen Teil gelesen, danach benötigte ich circa eine Woche, in denen ich das Buch immer wieder zur Hand nahm, um zu begreifen. Es ist nicht etwa so, dass es unklar geschrieben wäre, nein, der Inhalt ist so unvertraut anders, dass sich mein Gehirn „verknotete".

Dr. Hans Nieper berichtet über gute Erfolge mit betacyanogenetischen Glucosiden. Gut fünfzig dieser Stoffe kommen in der Natur vor, die bekanntesten sind Amygdalin, Prunasin, Cassavin und Ficin. Er behauptet, die Brisanz der Laetrilaffäre in den USA hätte die gleiche Dimension wie der Vietnamkrieg. Was war das denn? Laetrilaffäre hatte ich noch nie gehört.

Im Internet erfuhr ich, dass Laetril, auch Vitamin B 17 genannt, in den USA verboten ist. Weltweit würden viele Menschen Vitamin B 17 zu sich nehmen, als

Schutz vor Krebs und zur Behandlung von Krebserkrankungen.

In den entsprechenden Foren suchte ich nach Erfahrungsberichten von Vitamin B 17 Anwendern und
fand fast durchweg positive Einträge. Vitamin B 17
kommt unter anderem in bitteren Aprikosenkernen
vor. Angeblich nähmen circa 100.000 Menschen in
Deutschland diese Kerne ein.

Ich suchte nach einer Lieferadresse für bittere Aprikosenkerne, nicht weil ich sie bestellen wollte, sondern
nur um zu sehen, für welchen Preis diese Kerne verkauft werden. Bei ebay wurde ich sofort fündig. Mehrere verschiedene Versender boten bittere Aprikosenkerne an. Für ein Kilogramm lagen die Preise zwischen elf und achtzehn Euro. Aufgrund der ebay-Da-
ten stellte ich fest, dass es Händler mit mehreren hundert Kundenbewertungen gab, die ausschließlich diese
Kerne verkauften.

Hier passte alles:

- ein renommierter international anerkannter
  Arzt, der in seinem Buch schreibt, dass die
  Wirkung von Bittermandelstoffen, also Laetril,
  auf Krebs klinisch wie experimentell eindeutig
  nachweisbar ist

- durchweg positive Berichte der Anwender in
  den verschiedenen Foren

- ein preiswertes Naturprodukt und

- eine hübsche Verschwörungstheorie, warum
  dieses augenscheinlich hochwirksame Mittel
  in den USA verboten ist.

Aber ich halte nichts von Verschwörungstheorien.

Im Internetbuchhandel habe ich das Stichwort Vitamin B 17 eingegeben und kam so auf das Buch „Eine Welt ohne Krebs. Die Geschichte des Vitamin B 17 und seiner Unterdrückung" von G. Edward Griffin. Ich las die Kundenrezensionen und die anschließenden Diskussionsbeiträge, meine Güte, was für Widersprüche, ich bestellte das Buch sofort.

Es wurde 1974 in Englisch geschrieben und liegt seit 2005 auch in deutscher Sprache vor. Es erzählt von der Entdeckung des Vitamin B 17 und deren Unterdrückung durch die Pharmaindustrie. Ein großer Teil ist diesem Thema gewidmet. Der andere Teil befasst sich mit der Anwendung und Wirkung von Vitamin B 17. Ein praxisgerechtes Anwenderhandbuch ist es in meinen Augen nicht. Aber es bot Stichworte und Ansatzpunkte für meine weitere Suche im Internet.

Ich suchte weiter nach Erfahrungsberichten der Vitamin B 17 Anwender und fand ständig neue interessante Aussagen. Als ich genügend positive Berichte gelesen hatte, ging ich dazu über, nur noch negative Berichte zu lesen. Ich wollte mir ein objektives Bild verschaffen und dazu gehören nun mal beide Seiten. Fast alle negativen Einträge, die ich gelesen habe, kamen von Vertretern der Schulmedizin oder von Leuten, die, obwohl sie teilweise selbst betroffen waren, völlig schwachsinnige Kommentare von sich gaben, weil sie irgendwann von irgendwem irgendwas gehört hatten.

Hier prallten zwei völlig gegensätzliche Aussagen aufeinander. Während die Anwender in den Foren behaupteten, täglich bis zu achtzig bittere Aprikosenkerne einzunehmen, beharrten die Gegner darauf, dass bereits zehn bittere Aprikosenkerne durch die darin enthaltene Blausäure zum Tode führen würden. Sie beriefen sich dabei auf die WHO. Das eine waren also praktische Anwender, das andere entweder vorzüglich ausgebildete Theoretiker oder profilierungssüchtige Dummlaberer.

Ich las und las, ich kannte nur noch das eine Thema. Es beherrschte mich, ich konnte an fast nichts anderes mehr denken.

Zeitsprung:

2010: Heute habe ich das Gefühl, mehr über Krebs verstanden zu haben, als alle Ärzte und Heilpraktiker zusammen.

Ich möchte nicht anmaßend sein, denn mit Gewissheit weiß jeder einzelne Arzt oder Heilpraktiker 'zigfach mehr über Krebserkrankungen als ich. Ich sage auch nicht, dass ich mehr Wissen über Krebs habe, als die oben genannten. Aber die Menge des Wissens ist völlig unerheblich, entscheidend ist das Verständnis und ich glaube etwas verstanden zu haben, das mehr wert ist, als angehäuftes und möglicherweise veraltetes, auf falschen Annahmen aufbauendes Wissen.

7 Ist der hCG-Test ein zuverlässiger Krebstest?

Ein Artikel in dem Buch „Eine Welt ohne Krebs" war besonders interessant. Der Autor stellt die Behauptung auf, dass Krebszellen ein bestimmtes Hormon bilden, das genau das Gleiche ist, wie das, das bei einer Schwangerschaft gebildet wird. Es handelt sich um CG auch hCG genannt. Wenn dieses Hormon vermehrt im Körper vorkommt, ist der Patient entweder schwanger oder er hat Krebs. Der hCG-Test ist ein üblicher Schwangerschaftstest. Auch in dem Buch von Dr. Hans Nieper hatte ich über das hCG Hormon und den Schwangerschaftstest gelesen.

Im Nachhinein weiß ich, dass ich den Artikel nicht verstanden hatte, denn hätte ich ihn verstanden, dann hätte ich mir die nachfolgende Aktion ersparen können.

Da ich ziemlich genau wusste, dass ich nicht schwanger war, ging ich zum Arzt, um einen hCG -Test machen zu lassen. Ich erklärte ihm, warum ich diesen Test benötige, erntete ungläubige Blicke und bekam den Preis von einundzwanzig Euro genannt, da die Krankenkasse einen Schwangerschaftstest für fünfzigjährige bärtige Männer mit Sicherheit nicht bezahlen würde. Ich wollte den Test mit Urin durchführen lassen, wie in dem Buch beschrieben. Das Labor bot ihn jedoch nur als Bluttest an.

Was nun? Urin und Blut sind nicht dasselbe und ich ließ den Test nicht machen.

Meine Frau rief in der Praxis ihrer Frauenärztin an und fragte, ob ein hCG -Test mit Urin gemacht werden könne, aber auch dort kannte man nur den Bluttest.

In der Apotheke werden Urinteststreifen als Schwangerschaftstest angeboten. Ich fragte die Apothekerin auf welcher Basis diese funktionieren. Auf hCG, war die Antwort. Bingo, alles klar, ich kaufte mir einen Tester. Am nächsten Tag machte ich den Test, das Ergebnis war negativ. Ich bekam kein Kind – aber hatte ich auch keinen Krebs?

Im Internet suchte ich nach Fakten. Wie hoch muss die hCG Konzentration sein, damit der Schwangerschaftstest positive Ergebnisse anzeigt und wie hoch ist der hCG Spiegel bei einer Krebserkrankung? Ich fand keine vernünftigen Informationen, es war zum verrückt werden. Zwar fand ich heraus, dass der hCG Wert bei gesunden Menschen unter fünf liegen soll und bei Frauen nach der Menopause maximal zehn. Während einer Schwangerschaft kann dieser Wert bis auf 280.000 ansteigen, aber das nutzte mir alles nichts.

Ich kaufte einen weiteren Schwangerschaftstest und fuhr damit zu Karin, 66 Jahre alt, die Mutter meines besten Freundes. Sie war an Leberkrebs erkrankt und das hatte sie nach einer Biopsie schriftlich. Ich erklärte ihr, warum ich wollte, dass sie einen Schwangerschaftstest macht und sie willigte sofort ein. Am nächsten Tag lautete das Ergebnis: Negativ – nicht schwanger und somit war der Beweis erbracht, dass simple Schwangerschaftsteststreifen keinen Krebs diagnostizieren können, schade. Da ich jedoch keine andere Methode fand, hCG in meinem Urin zu messen, wusste ich nicht, was ich von diesem Test halten sollte.

Erst Monate später erfuhr ich, warum dieser Test so nicht funktioniert. Es ist ein gewisses Maß an Hintergrundwissen erforderlich. Professor John Beard, Universität Edinburgh, fand etwa um 1900 heraus, dass Krebszellen und präembryonische Zellen, die im Frühstadium einer Schwangerschaft auftreten, identisch sind. Die Richtigkeit dieser Aussage wurde fast einhundert Jahre angezweifelt, gilt aber inzwischen als erwiesen. Krebszellen und Schwangerschaftszellen sind ein und dasselbe. Diese Zellen werden Trophoblasten genannt. Trophoblastenzellen bilden das Hormon Choriongonadotropin (hCG). Wenn nun Krebszellen und Schwangerschaftszellen ein und dasselbe sind, was ja erwiesen ist, so müsste ein einfacher Schwangerschaftstest auch als Krebstest dienen können, soweit die Theorie.

Nun zur Praxis, eine Schwangerschaftszelle produziert eine Art Schutzschicht, um sich vor dem körpereigenen Immunsystem zu schützen. Genau das Gleiche macht die Krebszelle. Allerdings ist ihre Schutzschicht chemisch anders aufgebaut. Ein normaler Schwangerschaftstest kann daher nicht funktionieren.

Es ist also ein technisches Problem, das allerdings längst gelöst ist. Seit 1960 gibt es einen hCG-Test, mit dem es möglich ist, den Blockungsfaktor „auszuschalten".

Ein hCG-Test ist jedoch als Krebstest nicht anerkannt und wird aus diesem Grund in Deutschland nicht verwendet.

60

Schade, ich hätte gerne einen Messwert gehabt, irgendeine Zahl, an der ich ablesen konnte, wie sich meine Krankheit entwickelt.

Es gab einen Test, ich bekam meinen Messwert, doch dazu später mehr.

Das Thema Krebs ist sehr vielfältig und interessant, es machte mir Spaß in Sach- und Fachbüchern zu lesen, zu recherchieren und mir eine eigene Meinung zu bilden. Es faszinierte mich so sehr, dass ich zeitweise völlig vergaß, dass ich selbst betroffen war. Es reizte mich, eine Theorie nachzuvollziehen, Argumente dafür, Argumente dagegen zu lesen. Ich fand es wahnsinnig spannend, Schlussfolgerungen zu ziehen und diese anschließend zu überprüfen.

Da ich inzwischen so tief in das Thema eingetaucht, ja darin völlig aufgegangen war, entschloss ich mich, meine Behandlung komplett selbst in die Hand zu nehmen, meinen Arzt nur noch für Blutanalysen, Ultraschall und eventuell andere Untersuchungen aufzusuchen.

8 Zeit ist Geld

Was für ein Projekt – die Verantwortung für die eigene Gesundheit nicht mit der Versichertenkarte beim Arzt abgeben, sondern die Behandlung selbst organisieren, mit allen Konsequenzen für das eigene Leben.

Der Zeitpunkt war optimal und katastrophal zugleich. Optimal, weil meine Frau und ich frei von Arbeitsverträgen und anderen Verpflichtungen unsere Zeit völlig frei einteilen konnten. Katastrophal, weil wir schon vor langer Zeit damit begonnen hatten, uns eine neue Existenz aufzubauen und nun alle bisherigen Vorbereitungen und all unsere Träume auf Eis gelegt werden mussten.

Es war klar, dass wir unser Geld, das wir für ein neues Leben in Schweden angespart hatten, nun für meine Gesundheit brauchen würden, nicht für Medikamente oder Arzthonorare, sondern für die Zeit die wir benötigten. Denn Zeit ist Geld.

Im ersten Jahr meiner Krankheit haben wir nicht gearbeitet und somit nichts verdient. Wir haben Bücher über Krebs gelesen, tausende von Stunden im Internet verbracht, mit Geheilten gesprochen, Kurse besucht und Vorträge angehört.

Sowohl meine Frau als ausgebildete Bilanzbuchhalterin, wie auch ich, der ich seit meinem 22. Lebensjahr immer selbständig oder auf Provisionsbasis gearbeitet habe, sind es gewohnt, konzentriert und effektiv zu arbeiten. Trotzdem haben wir soviel Zeit gebraucht.

Arbeitslosengeld stand uns nicht zu, da wir in den letzten vierzehn Jahren selbständig waren. Unsere

Krankenversicherung hatten wir aus Kostengründen ohne Krankengeld abgeschlossen. Also blieben uns nur die Ersparnisse und Mieteinnahmen von zwei Wohnungen in unserem Haus.

Im Nachhinein muss ich sagen, dass die Kosten für Medikamente, Untersuchungen durch Heilpraktiker, bittere Aprikosenkerne usw. unter eintausend Euro lagen.

9 Begriffserklärung Nitrilosid, Vitamin B 17, Amygdalin, Laetril

Im Internet und auch in Büchern findet man sehr oft die Behauptung, Vitamin B 17, Laetril und Amygdalin seien ein und derselbe Name für den gleichen Stoff. Dies ist fachlich betrachtet falsch.

Das Wirrwarr begann bereits mit der Entdeckung des Vitamin B 17. Damals ordnete man es dem Vitamin B Komplex zu und da es die fünfzehnte derartige Substanz war, wurde es Vitamin B 15 genannt. Später erkannte man, dass es bereits ein Vitamin B 15 gab und nannte es nun Vitamin B 17. Allerdings ist diese Bezeichnung auch nicht richtig. Pharmakologen sprechen von einem Pseudovitamin, andere sagen, dass schon die Bezeichnung Vitamin völlig falsch sei.

Ich versuche jetzt ganz vereinfacht Licht in dieses Wirrwarr zu bringen.

Es gibt über fünfzig essbare Pflanzen und Früchte, in denen Nitrilosid vorkommt. Das ist der Stoff, den wir im allgemeinen Sprachgebrauch als Vitamin B 17 bezeichnen. Wird die Substanz Nitrilosid aus einer Pflanze extrahiert, bekommt sie einen neuen Namen. Wenn die Ausgangssubstanz Bittermandeln oder bittere Aprikosenkerne sind, so spricht man von Amygdalin.

Es ist nun aber falsch, anzunehmen, dass alle extrahierten Nitriloside als Amygdalin bezeichnet werden. Bei Kirschkernen als Ausgangsbasis, nennt man die daraus gewonnenen Substanz Cerasin, bei Hirse Dhurrin usw. So wie es circa fünfzig verschiedene Nitrilosid haltige Pflanzen gibt, scheint es auch fünfzig verschiedene Namen für die extrahierte Form zu geben. Daher tauchen oftmals, wenn von der extrahierten Form von Vitamin B 17 in Fachkreisen gesprochen wird, völlig unterschiedliche Bezeichnungen auf.

Der Begriff Laetril hat sich im allgemeinen Sprachgebrauch durchgesetzt. Wir sprechen von einer Laetrilbehandlung, von Laetriltabletten usw. Welcher Stoff präzise als Laetril bezeichnet wird, lässt sich nicht herausfinden. Die Aussagen hierzu sind widersprüchlich, letztendlich aber unerheblich.

Es herrscht also ein weit verbreitetes völliges Durcheinander in den Bezeichnungen. Um dieses Buch gut lesbar zu machen und den Leser nicht zu verwirren, werde ich nur die zwei allgemein üblichen Namen benutzen, Vitamin B 17 für das unbehandelte in der Natur vorkommende Nitrilosid und Amygdalin/ Laetril für die aus Pflanzen extrahierte Form.

10 Krebs ist eine Vitaminmangelerkrankung

Ich bin der Meinung, dass eine Krebsbehandlung nur dann funktionieren kann, wenn im Gedankenfundament dieser Behandlungsmethode schlüssig erklärt wird, wieso der Krebs überhaupt entstanden ist. Denn nur wenn die Ursache bekannt ist, kann man ihr entgegenwirken.

Durch Internetrecherche habe ich acht verschiedene Theorien über die Entstehung von Krebs gefunden. Alle erschienen auf den ersten Blick logisch, aber bei genauer Betrachtung kamen mir fast immer Zweifel.

Die Aussage, dass zum Beispiel Rauchen Lungenkrebs auslösen kann, ist erwiesen, genauso ist es wahrscheinlich richtig, dass bestimmte Viren Gebärmutterhalskrebs auslösen. Aber warum hat sich bei meinem Sportfreund aus einem aufgekratzten Mückenstich Hautkrebs entwickelt? Wieso hat der Körper das nicht verhindert, warum hat das Immunsystem versagt? Es gilt als erwiesen, dass ständig Krebszellen im Körper entstehen. Ein funktionierendes Immunsystem wird locker damit fertig, aber warum manchmal nicht?

Ich habe gelesen, dass Krebs nur dann entsteht, wenn das Immunsystem geschwächt ist, zum Beispiel bei einer Grippe oder wenn man sich in einer schlechten psychischen Verfassung befindet. Im Klartext hieße das, dass man vor jeder Erkrankung Angst haben muss. Durch zum Beispiel eine einfache eitrige Mandelentzündung könnte ich mein Immunsystem soweit überfordern, dass sich möglicherweise im Darm oder anderswo Krebs bildet.

Diese Vorstellung ist lachhaft, wenn man weiß, welche Selbstheilungskräfte der menschliche Körper besitzt. Und doch scheint es der Tatsache zu entsprechen und das ist alles andere als lachhaft, es ist erschreckend.

Aber warum ist das Immunsystem manchmal so schwach? Dafür gibt es in meinen Augen nur eine einzige vernünftige Erklärung: Irgendetwas fehlt dem Immunsystem! Nun wird die ganze Sache rund.

Bei der Vitamin B 17 Theorie wird davon ausgegangen, dass dem Körper dieses Vitamin fehlt und er deshalb krank wird. Nicht der Mangel an Vitamin B 17 selbst verursacht die Krebserkrankung, sondern das geschwächte Immunsystem hat zu wenig Vitamin B 17 zur Verfügung, um eine Erkrankung zu bekämpfen. Wenn das Immunsystem durch einen Vitaminmangel geschwächt ist, kann es nicht zufriedenstellend funktionieren. Unter diesem Gesichtspunkt ist es verständlich, warum verschiedene Faktoren, wie zum Beispiel Chemikalien oder Viren Krebs auslösen können. Weiterhin heißt es, dass der Körper in der Lage ist, den bereits bestehenden Krebs zurückzubilden, wenn ihm Vitamin B 17 zugeführt wird, zwar langsam aber beständig und vor allen Dingen nachhaltig.

Wenn Krebs eine Vitaminmangelerkrankung ist, warum erkranken Kleinkinder und sogar Säuglinge an Krebs? Die einzig logische Erklärung ist, dass bei einem Neugeborenen das Immunsystem grundsätzlich schwach entwickelt ist, daher sind Säuglinge extrem anfällig für jede Art von virösen und bakteriellen Erkrankungen. Das Immunsystem entwickelt sich nur langsam, erst ab circa dem zwölften Lebensjahr ist es voll ausgebildet. Ab etwa dem zwanzigsten Lebensjahr nimmt die Leistung des Immunsystems wieder ab.

Tatsächlich sind Krebsfälle in der Altersgruppe zwölf bis zwanzig Jahre äußerst selten. Soweit ich gelesen habe, ist die einzige große Ausnahme Hodenkrebs, der sehr häufig bei jungen Männern ab dem vierzehnten Lebensjahr vorkommt. Und trotzdem ist dieser Krebs keine Ausnahme von der Regel.

Es heißt, dass Hodenkrebs wahrscheinlich mehrere Jahre im Hoden schlummert, bevor er ausbricht. Das bedeutet, dass ein sagen wir fünfzehnjähriger Junge, der an Hodenkrebs erkrankt, diesen bereits einige Jahre in sich hatte. Der Krebs ist vermutlich zu einer Zeit entstanden, als das Immunsystem noch nicht voll funktionsfähig war.

Spekulativ möchte ich sagen, dass ein sehr starkes Immunsystem mit diesen eingelagerten Krebszellen fertig werden müsste und, davon bin ich überzeugt, es in Tausenden von Fällen auch wird und zwar ohne dass der Jugendliche etwas davon merkt. Bei einigen Jugendlichen schafft es das Immunsystem leider nicht, sie erkranken und zwar genau während ihrer Pubertät, einer Zeit, in der sie naturgemäß psychisch und physisch geschwächt sind.

Ab dem zwanzigsten Lebensjahr steigt das Risiko an Krebs zu erkranken im gleichen Verhältnis, wie die Kraft des Immunsystems abnimmt. Somit hat eine circa fünfunddreißigjährige Person ein mehr als doppelt so hohes Krebsrisiko wie eine zwanzigjährige, eine fünfzigjährige bereits ein viermal höheres und mit jedem Lebensjahr wächst das Risiko.

Es gibt ganze Völker, bei denen Krebs nicht vorkommt. Im Himalaya lebt das Volk der Hunza. Die Hunza sind für ihre Langlebigkeit und Gesundheit bekannt. Sie leben in einem nur sehr schwer erreichbaren Tal zwischen Pakistan und Indien. Ihr Leben ist karg und hart, trotzdem oder gerade deshalb werden etliche dieser Menschen über hundert Jahre alt, so ab einhundertzehn gilt man dort als richtig alt.

Als die ersten westlichen medizinischen Teams die Hunzas untersuchten, fanden sie heraus, dass es keinen Krebs gab. Man untersuchte die Essgewohnheiten. Ein Großteil der Nahrung bestand aus Aprikosen, sowohl frisch wie auch für den Winter getrocknet. Bemerkenswert war, dass auch der Kern geknackt und das weiche Innere gegessen wurde. Aus den Kernen gewannen die Hunza Öl, mit dem sie ihre Gerichte verfeinerten oder ihre traditionellen Backwaren ausbackten.

Weitere Nahrungsmittel waren Buchweizen, Alfalfa, Erbsen, verschiedene Getreide- und Beerensorten, die alle reich an Vitamin B 17 sind. Die wissenschaftlichen Untersuchungen haben ergeben, dass die Nahrung der Hunza circa zweihundertmal soviel Vitamin B 17 enthielt, wie die Ernährung in den westlichen Ländern.

Das war aber noch kein Beweis für das Fehlen von Krebserkrankungen, denn es könnten auch andere Dinge eine Rolle spielen, zum Beispiel das Klima, das Quellwasser oder genetische Faktoren. Und genau das ist der springende Punkt. Inzwischen gibt es bei den

Hunza Krebserkrankungen. Seit einigen Jahren führt eine schmale Straße in dieses paradiesische Tal und die traditionelle Ernährung wurde verwässert, da nun andere, besser schmeckende Nahrungs- und Genussmittel zur Verfügung stehen.

1949 wurde in den USA eine Studie vorgestellt, die feststellte, dass die amerikanischen Ureinwohner der Hopi und Navajo nur sehr selten an Krebs erkrankten. Von 30.000 untersuchten Patienten hatten nur 36 einen bösartigen Tumor. Bei der gleichen Anzahl untersuchter weißer US Bürger waren es 1800 mit einer Krebserkrankung. Wiederum fand man heraus, dass die traditionelle Nahrung der Hopi und Navajo viel Vitamin B 17 enthielt. Heutzutage erkranken Hopi und Navajo genauso häufig an Krebs wie die übrige Bevölkerung der USA, da sich ihre Essgewohnheiten nicht mehr wesentlich voneinander unterscheiden.

Es gibt zahlreiche krebsfreie Völker in der ganzen Welt, afrikanische Stämme, amerikanische Ureinwohner, Völker der Inuit, Inselbewohner der Südsee oder Religionsgemeinschaften in den USA und Kanada. Ihre Essgewohnheiten könnten nicht unterschiedlicher sein. Während die einen als Jäger fast ausschließlich Fleisch essen, leben andere überwiegend vegetarisch. Eines aber haben sie gemeinsam, ihre Ernährung enthält einen hohen Anteil an Vitamin B 17, das haben Untersuchungen eindeutig ergeben.

Ein weiteres Beispiel, diesmal aus der Tierwelt. Seit einigen Jahren werden Wölfe in amerikanischen Nationalparks wieder geduldet, was ich sehr großzügig von den Bürokraten in Washington finde. Einige Wölfe

70

werden mit Sendern ausgestattet, um ihre Wanderungen genau kontrollieren zu können. Im Todesfall werden diese und auch jeder andere tot aufgefundene Wolf obduziert, da man die Todesursache herausfinden möchte.

Interessanterweise findet man bei diesen wild lebenden Wölfen nur sehr selten Krebsgeschwüre, wohingegen bei ihren in Zoos und Tierparks gehaltenen Artgenossen Krebs eine häufig vorkommende Krankheit ist. Die Erklärung ist wieder in der Ernährung zu finden.

Wussten Sie, dass die Hauptnahrung von wild lebenden Wölfen aus Mäusen besteht? Und was fressen Mäuse? Kerne! Und was enthalten Kerne in vielen Fällen? Nitrilosid, also Vitamin B 17. Das heißt, die Maus ist ein Vitamin B 17 Lieferant, natürlich nur für den Wolf. Auch Großtiere, wie zum Beispiel Rehe, sind hervorragende Vitamin B 17 Quellen. Sie ernähren sich von Gräsern, die viel Vitamin B 17 enthalten und wenn Wölfe diese Tiere reißen, wird grundsätzlich als erstes der Mageninhalt gefressen.

Das starke kontinuierliche Ansteigen von Krebserkrankungen der Bevölkerung in den letzten Jahrzehnten lässt sich mit dem Wissen, dass ein Vitaminmangel vorliegt, erklären.

In vergangenen Zeiten war Hirse das Hauptnahrungsgetreide, es enthält viel Vitamin B 17. Nach und nach wurde Hirse jedoch von Weizen verdrängt und dieser enthält nahezu kein Vitamin B 17. Auch Leinsamen und Mais sind in der Ernährung immer seltener anzutreffen und beide enthalten viel Vitamin B 17. Apfelkerne sind voller Vitamin B 17. Meine Großeltern haben ihre Äpfel noch mit Kerngehäuse gegessen und nicht nur sie, sondern fast alle Generationen vor uns. Frisches Obst und Gemüse kommen immer seltener auf den Tisch und somit sinkt die Vitamin B 17 Aufnahme kontinuierlich immer weiter, im gleichen Verhältnis nehmen Krebserkrankungen zu.

Die oben aufgeführten Beispiele sind nur ein kleiner Teil und davon nur ein Auszug dessen, was ich gelesen habe. Ich bin felsenfest davon überzeugt, dass Krebs eine durch Vitaminmangel ausgelöste Stoffwechselerkrankung ist. Das ist alles. Das ist das ganze Geheimnis um das Thema Krebs, nichts anderes. Vitaminmangel! Es fehlt das Vitamin B 17.

Das heißt, wenn ein Mensch genügend Vitamin B 17 zu sich nimmt, wird er nicht an Krebs erkranken. Diese Tatsache ist durch die krebsfreien Völker hunderttausendfach bewiesen. Nun fragt man sich natürlich, wieso wird dieses Wissen nicht umgesetzt? Warum leiden und sterben Millionen von Menschen an Krebs? Warum sagt uns niemand, was wir dagegen tun können? Wer verdunkelt dieses Wissen? Wer verdummt und belügt uns? Die Ärzteschaft? Die Pharmaindustrie? Die Politiker? Geheimbünde? Religionsgemeinschaften?

Die Antwort ist einfach und klar – niemand.

Nichts wird vertuscht und verschwiegen, alle Tatsachen liegen für jedermann offen auf dem Tisch. Man muss sie nur lesen und verstehen. Man braucht nicht einmal zwischen den Zeilen zu lesen, da sämtliche Aussagen klar und für jedermann verständlich verfügbar sind.

Es sind nicht die Arbeiten von unbekannten Forschern oder Ärzten. Nein, es sind große bekannte Namen, die uns dieses Wissen vermitteln.

Albert Schweitzer, wer kennt diesen Namen nicht. Ist er vertrauenswürdig? Selbstverständlich, er ist einer der berühmtesten Ärzte der Welt. 1957 schrieb Albert Schweitzer, dass er überrascht war, in Gabun/Afrika bei den Eingeborenen keinen einzigen Fall von Krebs vorgefunden zu haben. Er war davon überzeugt, dass das Fehlen von Krebs auf die dortige Ernährung zurückzuführen sei. Albert Schweitzer hat nicht herausgefunden, welche Nahrungskomponente den Krebs verhinderte, das haben andere getan, aufbauend auf seinen Beobachtungen und seinem Wissen.

Na schön, kann man nun sagen, Albert Schweitzer ist bekannt. Aber wer kennt schon seine Arbeiten? Wer liest so spezielle Literatur auf so hohem Niveau? Die durchschnittliche Bevölkerung jedenfalls nicht. Stimmt, warum auch, aber es gibt andere Quellen.

Ich glaube, dass jede Illustrierte, vom seriösen gut recherchierten Magazin bis hin zum letzten Schund der Regenbogenpresse, schon über das Volk der Hunza im Himalaya berichtet hat. Es steht in den Zeitungen, es steht in Büchern, man kann es im Internet lesen, es kommt im Fernsehen:

Eine abwechslungsreiche, ausgewogene Ernährung mit viel frischem Obst und Gemüse, Getreide, Samen und Nüssen hält uns gesund.

Wenn man sich so ernährt, nimmt man automatisch genügend Vitamin B 17 zu sich und verhindert damit den Krebs. Aber wer ernährt sich so? Ich habe es nicht gemacht, sonst hätte ich keinen Krebs bekommen.

Vitamin B 17 reiche Ernährung verhindert Krebs, ganz deutlich, sie verhindert ihn zu einhundert Prozent! Also muss Vitamin B 17 in die tägliche Nahrungsaufnahme integriert werden.

Weltweit gibt es über eintausend Pflanzen, die Vitamin B 17 enthalten. Es handelt sich nicht um uns unbekannte exotische Pflanzen, die schwer zu beschaffen oder teuer sind, ganz im Gegenteil.

Vitamin B 17 findet man zum Beispiel in Erbsen, weißen Bohnen, Hirse, Roggen, Hafer, Weintrauben, Heidelbeeren, Himbeeren, schwarzen Johannisbeeren, Blumenkohl, Auberginen, Grünkohl, Broccoli, Rotkohl und in vielen Keimlingen. In Apfelkernen ist, wie bereits gesagt, eine hohe Vitamin B 17 Konzentration zu finden, allerdings nur in den Kernen und die werfen die meisten bekanntlich weg.

Allerdings frage ich mich, warum es keine B 17 Vitamintabletten gibt, technisch dürfte das doch kein Problem sein.

Schon sind wir wieder bei einer Verschwörungstheorie. Wenn die Pharmaindustrie preiswerte B 17 Vitamintabletten auf den Markt bringen würde, könnte sie ihre teuren Krebsmittelchen nicht mehr verkaufen. Sie würde sich ihren größten und profitabelsten Markt selbst zerstören. Es leben mehr Menschen von der Krankheit Krebs, als daran sterben. Aber wie ich schon schrieb, ich halte nichts von Verschwörungstheorien, obwohl, so langsam....

Mir fällt dazu die Rede des Inka Kaisers Atahulpa ein, er hielt sie vor seiner Hinrichtung:

Sie wollen nur Geld. Sie winseln um Geld, sie schreien um Geld, sie zerfleischen einander um Geld. Frage sie um den Preis deiner Freiheit und du wirst sie mit Geld kaufen können. Es gibt nichts auf der Welt, was sie dir nicht für Geld geben würden, ihre Frauen, ihre Kinder, ihre Seele und sogar die Seelen ihrer Freunde.

Sind wir wirklich so? Ist unsere Welt so korrupt, dass wir Menschenleben opfern, um Profite zu machen?

Aktualisierung 2015

Es ist schlimmer, viel schlimmer als ich je gedacht habe:

Gefälschte Krebsstatistiken, Leiter von Selbsthilfegruppen, die auf der Gehaltsliste von Pharmaunternehmen stehen, Krebsforen, die von der Industrie initiiert und kontrolliert werden, bewusst falsche Informationen durch die Medien.

Sinnlose Untersuchungen, fragwürdige Operationen, Medikamente mit verheerenden Nebenwirkungen seitens der Schulmedizin, völlig hirnrissige Behandlungsmethoden, teure Infusionen auf der Seite der Alternativen.

Es geht um Geld, sehr viel Geld sogar. Der Mensch, der auf der Strecke bleibt ist unwichtig. Hauptsache die Kasse stimmt. Ich möchte mich den Worten von Max Liebermann anschließen: „Ick kann jar nicht soville fressen, wie ick kotzen möchte."

Aktualisierung 2020

Inzwischen habe ich das Vertrauen in unseren Rechtsstaat komplett verloren!!!

Heilpraktiker und energetische Behandler

An dieser Stelle möchte ich etwas Generelles über Heilpraktiker sagen. Im Laufe der letzten sieben Jahre habe ich durch meine ständigen Kontakte zu Krebspatienten viel über Heilpraktiker gehört und erfahren. Es heißt ja immer so schön, dass der Heilpraktiker nicht die Symptome behandelt, sondern die Ursache sucht und genau das ist bei einigen auch der Fall.

Im Allgemeinen wird man Heilpraktiker über den zweiten Bildungsweg. Das heißt, entweder war der Heilpraktiker bereits vorher in einem medizinisch / therapeutischen Beruf tätig und hat sich weiter gebildet oder ein Ereignis, meist eine eigene schwere Krankheit oder die eines Angehörigen, war für die berufliche Neuausrichtung verantwortlich. So kommt es, dass man oftmals Heilpraktiker antrifft, die ihren Beruf als Berufung auffassen und ihn mit Engagement und Leidenschaft ausüben.

Nicht nur die klassischen Heilpraktiker, auch Heilpraktiker für Psychotherapie, Homöopathen, Hypnosetherapeuten, energetische Heiler und andere leisten teilweise hervorragende Arbeit. Nicht jeder kann alles und nicht jeder kann jedem helfen. Aber es gibt im alternativen Bereich echte Könner. Das Problem für den Betroffenen ist es, diese zu finden.

11 Beim Heilpraktiker

Obwohl ich überzeugt war, dass eine Vitamin B 17 Behandlung der einzig richtige Weg für mich ist, ging ich in mehrere große Buchhandlungen in Hannover. Ich nahm mir alle Bücher über alternative Krebstherapien vor und suchte im Inhaltsverzeichnis nach Vitamin B 17, bittere Aprikosenkerne, Amygdalin, Laetril, Bittermandelstoffe, alles Begriffe die im Zusammenhang mit Vitamin B 17 benutzt werden. Fast alle Autoren waren sich einig, hier droht LEBENSGEFAHR!

Meistens wurde auf die Gefahr einer Blausäurevergiftung hingewiesen und die fast einheitliche Meinung war, dass man eine Vitamin B 17 Behandlung wegen der Risiken nicht machen solle. Diese Autoren, so meine Meinung, haben sich entweder überhaupt nicht mit Vitamin B 17 auseinandergesetzt oder absolut nicht verstanden, worum es geht.

In einer esoterischen Buchhandlung lag ein Flyer mit aktuellen Terminen für Seminare und Vorträge aus. Ein Angebot interessierte mich und so ging ich am Abend zu einem kostenlosen Info-Abend über energetische Heilbehandlung.

Der einstündige Vortrag war hoch interessant, allerdings kam ich mir etwas fehlplatziert vor, weil ich der einzige Mann zwischen lauter Frauen war. Anschließend kam ich mit meiner Sitznachbarin ins Gespräch und sie erzählte mir voller Begeisterung von einem Aschofftest. Drei Jahre hatte sie unter Schmerzen gelitten, deren Ursache nicht gefunden wurde. Dann ging sie zu einem Heilpraktiker. Er führte den Aschofftest durch und fand damit den Grund für ihre Schmerzen.

Sie schwärmte von diesem Heilpraktiker, wie von einem Übermenschen. Sie sagte, mit dem von ihm angebotenen und teilweise selbst entwickelten Test sei er in der Lage, jede Erkrankung herauszufinden und genau zu lokalisieren.

Ich ließ mir die Anschrift geben, rief am nächsten Tag dort an und sprach mit dem Heilpraktiker persönlich. Ich sagte: „ Bei mir wurde ein Tumor festgestellt, ob er gut- oder bösartig ist, wissen die Ärzte nicht. Eine Bekannte hat mir erzählt, dass Sie in der Lage sind, das herauszufinden und auch wo sich dieser Tumor befindet." „Woher wissen Sie denn, dass Sie einen Tumor haben, wenn Sie nicht wissen wo er sitzt?" kam die Frage. „ Ich weiß es, aber Sie nicht. Und nun möchte ich wissen, ob Sie es mit Ihrem Test tatsächlich herausfinden können."

Drei Tage später, Mitte Dezember 2007, hatte ich einen Termin bei dem mir Blut abgenommen wurde. Nach weiteren drei Tagen hörte ich mir das Ergebnis an. Die Blutuntersuchung hatte zweifelsfrei ergeben, dass mein Lymphsystem mit Krebs befallen war.

Dieser Heilpraktiker hatte also bewiesen, dass er etwas konnte, was ansonsten augenscheinlich keiner kann. Er erklärte, dass der Aschofftest ein bioelektronischer Test und als einziger Test dieser Art patentiert sei. Außerdem hatte er den von ihm entwickelten Zusatztest zum Aschofftest durchgeführt und bei mir einen SGW-Wert von 1950 festgestellt. Im weiteren Gespräch erfuhr ich, dass der SGW-Wert beim gesunden Menschen unter 140 liegen soll, leicht erhöhte Werte bis 300 seien unbedenklich, da sie auf kleine Infekte oder ähnliches hinwiesen. Wenn ein Wert in dieser Größenordnung gemessen würde, empfehle er einen weiteren Test nach einem Monat, um zu sehen wie sich der Wert entwickelt hat. Ab einem Wert von 1000 könne er mit Sicherheit von Krebs sprechen. Bei metastasierendem Krebs lägen die Werte immer über 4000. Meinen Wert von 1950 bezeichnete er als kippelig, es müsste sofort gehandelt werden, um den Krebs zu stoppen.

Er erläuterte, welche Therapie er bei mir durchführen würde. Die gesamte Behandlung sollte acht Wochen dauern. Sie setzte sich aus einer Sauerstofftherapie, Glutathion Infusionen, hoch dosierten Vitaminen, Mineralien und Spurenelementen, Helixor Injektionen und Organ Peptiden, die er selbst herstellen musste, sowie noch einigen anderen Dingen zusammen, auch Amygdalin/Laetril war dabei. Die Kostenübersicht lag bei neuntausend Euro.

Der Heilpraktiker berichtete, wie viele krebskranke Menschen er schon geheilt hatte, und ich hatte das Gefühl, dass er darauf wartet, heilig gesprochen zu werden.

Neuntausend Euro für täglich ein bis drei Injektionen, das ist ein stolzer Preis. Allerdings muss ich zugeben, dass alleine die Tatsache, dass mein Tumor im Lymphsystem diagnostiziert wurde, mich von den Fähigkeiten dieses Heilpraktikers überzeugt hatte und ich deshalb ernsthaft über den Therapievorschlag nachdachte. Aber soweit, dass ich neuntausend Euro in einen Versuch investiere, war ich noch nicht, denn das Gespräch mit der Onkologin war erst acht Wochen her.

Der Heilpraktiker erklärte ebenfalls, dass er auch bereits austherapierte, das heißt von der Schulmedizin aufgegebene Patienten, mit Erfolg behandeln würde. Der SGW-Wert dieser Patienten würde zu Anfang der Behandlung manchmal bis zu 6000 betragen und er behauptete, fast alle seine Patienten zu heilen.

Ich fragte, innerhalb welcher Zeit mein Wert nach seinen Erfahrungen die kritische 4000er Marke erreichen könnte und er sagte, bei einem Lymphom, meinen Blutwerten und meinem körperlichem Zustand dauere es mindestens sechs Monate. Diese Aussage stand im krassen Gegensatz zu den Warnungen meiner Onkologin, die sofort operieren wollte, da sie der Meinung war, dass der Tumor sich innerhalb kürzester Zeit explosionsartig ausbreiten könnte. Deshalb stellte ich fest:

Wenn ich in sechs Monaten nochmals den Test machen lasse und der Wert ist über 4000 gestiegen, ist es noch möglich mich zu retten!

Der Heilpraktiker widersprach nicht, empfahl aber dennoch, sofort mit der Therapie zu beginnen und bot Teilzahlung an. Ich lehnte vorläufig eine Behandlung ab und wir verabredeten einen weiteren Untersuchungstermin sechs Monate später im Juni 2008.

Somit hatte ich Zeit. Wenn es bei mir schlimmer würde, könnte ich diese Behandlung jederzeit anfangen, was ich ehrlich gesagt gar nicht wollte. Schon bei der Begrüßung war mir der Heilpraktiker nicht sympathisch, er prahlte zu viel und wirkte sehr überheblich, alles klang glatt, problemlos und Krebs schien in dieser Praxis nicht mehr als ein etwas größerer Schnupfen zu sein.

Ganz wichtig war aber, dass ich jetzt einen Wert hatte, an dem ich die Entwicklung meiner Krankheit ablesen konnte.

Für den Test und das anschließende fast zweistündige Gespräch bezahlte ich 128 Euro.

Im Internet fand ich keine Informationen, wie aussage-kräftig dieser SGW-Wert ist. Da ich von Natur aus neugierig bin und allem auf den Grund gehe, rief ich in der Praxis an und fragte, wo ich etwas über diesen Wert erfahren könne. Die Sprechstundenhilfe konnte mir keine Auskunft geben und ich bekam den Heil-praktiker selbst ans Telefon.

Was dieser Wert aussagt, und was dort gemessen wird, sei sein Geheimnis, da dieser Zusatztest von ihm selbst entwickelt wurde. Außerdem wollte er wissen, warum ich etwas über den Test erfahren wollte, ob mich das Ergebnis nicht überzeugt hätte, ob ich Jour-nalist oder ähnliches sei, noch nie hätte ein Patient ge-fragt, was der Wert bedeutete, ich käme ihm reichlich seltsam vor.

Ich erklärte, dass es um mein Leben geht und ich mich deshalb so gut informiere.

Zeitsprung

Vier Monate später, im April 2008, hatte ich einen Termin bei meinem Hausarzt.

Inzwischen nahm ich seit vier Monaten bittere Aprikosenkerne und es ging mir zusehends besser. Mein Hausarzt hatte in seiner Literatur einen Blutwert gefunden, der Aussagekraft über das Lymphsystem bietet. Blut wurde entnommen und in ein Speziallabor geschickt. Der ermittelte Wert Thymidinkinase RIA, kurz TK genannt lag bei 9.0 und war somit zu hoch, weil der Normalwert unter fünf betragen soll.

Als Erläuterung für den Arzt stand auf dem Laborbefund: „Erhöhte TK-Spiegel können bei malignen, aber auch bei viralen Erkrankungen beobachtet werden."

Ich nahm diesen Befund mit nach Hause, rief das Labor an und fragte welche viralen Erkrankungen den TK-Wert nach oben bringen können. Nach einigem hin und her erhielt ich folgende Auskunft:

Es gibt zwei in Frage kommende Erkrankungen. Entweder EBV (Epstein Barr Virus) oder CMV (ein Herpesvirus). Beide Erkrankungen konnten jedoch bei mir ausgeschlossen werden. Beim EBV müssten die Lymphozyten erhöht sein, was bei mir nicht der Fall war. Bei CMV müssten die Leberwerte verändert sein, außerdem hätte ich Fieber haben müssen, was auch nicht zutraf.

Mein erhöhter TK-Wert wies somit auf eine maligne, also bösartige Erkrankung hin. Hiermit bestätigte mein Hausarzt das Untersuchungsergebnis des Heilpraktikers.

Schade, dass ich diesen TK-Wert nicht schon am Anfang meiner Selbstbehandlung kannte. Nun hatte ich
also zwei Werte, an denen ich die Entwicklung meiner
Krankheit ablesen konnte.

Zeitsprung

Ein Jahr später, im Frühjahr 2009, inzwischen nahm
ich seit sechzehn Monaten bittere Aprikosenkerne, ließ
ich den TK-Wert noch einmal bestimmen, er lag unter
fünf und somit im normalen Bereich.

Den ominösen SGW-Wert ließ ich ebenfalls im Frühjahr 2009 noch einmal von meinem Heilpraktiker feststellen. Den Termin im Juni 2008 hatte ich abgesagt.
Der SGW-Wert war auf 826 gesunken, hatte sich also
deutlich verbessert, lag aber noch nicht im normalen
Bereich von unter 140.

Der Heilpraktiker wollte wissen, wie ich mich behandelt hätte, da ich nun krebsfrei sei. Dass der Wert
trotzdem noch auf 826 stand, erklärte er folgenderma-
ßen. Sein erweiterter Aschofftest sei so präzise, dass er
auch dann noch erhöhte Werte zeige, wenn der Tumor
entweder inaktiv oder sogar komplett verschwunden
sei. Bei einer Krebserkrankung setzen sich winzige
Teilchen in allen Körpergeweben fest, diese werden,
wenn der Krebs verschwunden ist, abgebaut. In einigen schlecht durchbluteten Geweben, zum Beispiel
Knorpel oder Knochen geht dieser Abbau sehr langsam voran, deshalb würde der Wert erfahrungsgemäß
noch mindestens ein Jahr im erhöhten Bereich liegen.
Solange er jedoch unter 1000 sei, wären keine Probleme zu erwarten.

Aktualisierung 2015

Petra, eine Leidensgefährtin aus meiner Krebsselbsthilfegruppe, hat der selbe Heilpraktiker mit dem gleichen Diagnoseverfahren nach einer sieben Monate zurückliegenden Darmkrebsoperation bestätigt, dass die Ärzte allen Krebs aus ihrem Körper entfernt hätten, sie also krebsfrei sei. Dasselbe hatte ihr fünf Wochen vorher der behandelnde Onkologe nach der routinemäßigen Nachuntersuchung gesagt.

Einige Tage nach ihrem Heilpraktikerbesuch erbrach Petra plötzlich Blut und wurde sofort ins Krankenhaus eingeliefert. Hier wurde der Magen komplett entfernt, Krebs.

Es bleibt dabei, es gibt keinen zuverlässigen Krebstest.

Aktualisierung 2020

Im Jahr 2016 musste ich in Schweden wegen einer Fußverletzung ins Krankenhaus. Bei der Aufnahme fragte man nach Vorerkrankungen. Als ich von meiner Krebserkrankung sprach, fragte der Arzt, wie hoch mein TK-Wert sei? In diesem allgemeinmedizinischen Krankenhaus in Schweden wird der TK-Wert bei Lymphdrüsenkrebs und einigen anderen Krebsarten generell genommen, um den Verlauf der Krankheit zu beobachten. In Deutschland gibt es Onkologen, die von diesem Wert noch nie etwas gehört haben. Nein es nicht so, dass die schwedischen Ärzte besonders weit sind, die deutschen Ärzte sind in diesem Fall nicht auf den neuesten Stand.

Sie denken, dies sei ein Einzelfall? Leider nicht.

Wenn Sie beispielsweise in den USA zum Arzt gehen und es besteht der Verdacht, dass irgendetwas in Ihrem Körper nicht so ist, wie es sein soll, wird der Arzt Ihren Vitamin D3 Wert durch eine Blutuntersuchung bestimmen lassen. Dieser Wert ist in den USA der am häufigsten genommene Blutwert überhaupt. Man sieht ihn als existenziell an.

In Deutschland haben 95% aller niedergelassenen Ärzte diesen Wert noch nie genommen. Vitamin D3 hat nachweislich großen Einfluss auf die Zellteilung und die Zellgesundheit und somit auf viele Krankheiten unter anderem auf Krebs.

12 Die Wirkung von Vitamin B 17 im menschlichen Körper

Vitamin B 17 hat die Fähigkeit, gesunde Zellen mit Nährstoffen zu versorgen und gleichzeitig Krebszellen zu zerstören.

Das Vitamin B 17 Molekül besteht aus zwei Glucose (Zucker)einheiten, Benzaldehyd und Zyanid. Sowohl Benzaldehyd als auch Zyanid sind jedes für sich hochgiftig. Wenn beide Substanzen zusammenwirken, sind sie gemeinsam dutzende Male so giftig, wie jede einzelne für sich alleine (in der Biochemie wird dieser Vorgang Synergie genannt)

Im Vitamin B 17 Molekül sind Benzaldehyd und Zyanid jedoch gebunden und chemisch inaktiv. Zyanid an sich ist hochgiftig, in seiner gebundenen Form jedoch völlig unschädlich. Ähnlich verhält es sich mit Chlor, auch diese Substanz ist hochgiftig. In Verbindung mit Natrium entsteht Natriumchlorid, dieses Produkt nennen wir Speisesalz und giftig ist es bekanntermaßen nicht.

Im menschlichen Körper gibt es nur eine einzige Substanz, die das Vitamin B 17 Molekül öffnen und die Gifte freisetzen kann, Beta-Glukosidase, ein Enzym. Dieses Enzym findet sich in unterschiedlicher Konzentration im gesamten menschlichen Körper.

Leber, Milz und das endokrine System (diverse Drüsen) weisen immer eine hohe Beta-Glukosidase Enzym Konzentration auf. Extrem hoch ist die Beta-Glukosi-dase Enzym Konzentration jedoch in den Krebszellen. Dort ist sie circa einhundert mal so hoch, wie in den gesunden Zellen ihrer Umgebung (somit befinden sich zum Beispiel in Krebszellen der Leber wesentlich höhere Beta-Glukosidase Werte als in Krebszellen der Lunge).

Wenn ein Vitamin B 17 Molekül auf gesunde Zellen trifft, wird es dort von Beta-Glukosidase aufgespalten. Benzaldehyd und Zyanid werden freigesetzt, das heißt die Zelle würde vergiftet, wenn da nicht das Enzym Thiosulfat-Sulfurtransferase wäre. Dieses Enzym hat die Fähigkeit, das in die Zelle eingedrungene Gift zu neutralisieren und es in Nebenprodukte umzuwandeln. (In welche, erkläre ich später)

Also, wenn ich meinem Körper Vitamin B 17 Moleküle durch bittere Aprikosenkerne zuführe, werden diese in den gesunden Zellen aufgespalten und bevor sie Schaden anrichten können, vom Enzym Thiosulfat-Sulfurtransferase neutralisiert und in Nebenprodukte umgewandelt.

Ganz anders sieht es bei Krebszellen aus. Eine Krebszelle ernährt sich nicht wie eine gesunde Zelle durch Oxydation, sondern durch die Fermentierung von Zucker (Glucose). Für diese Erkenntnis bekam Dr. Otto Warburg im Jahre 1931 den Nobelpreis für Physiologie / Medizin.

Die Krebszelle benötigt Glucose (Zucker), um zu existieren, da sie sich davon ernährt. Vitamin B 17 Moleküle bestehen aus zwei Glucoseeinheiten, Benzaldehyd und Zyanid, wie schon gesagt. Wenn nun ein Vitamin B 17 Molekül auf eine Krebszelle trifft, wird es dort aufgespalten, wie in der gesunden Zelle. In der Krebszelle ist, wie auch schon erwähnt, die Beta-Glukosidase Konzentration extrem hoch, das heißt es werden wesentlich mehr Vitamin B 17 Moleküle aufgespaltet, als in einer gesunden Zelle.

Und nun kommt der wichtigste Punkt. In der Krebszelle kommt das Enzym Thiosulfat-Sulfurtransferase nicht vor, das heißt die Krebszelle ist gegen das in die Zelle eingedrungene Gift nicht geschützt. Sie geht langsam zugrunde.

Leber, Milz und das endokrine System weisen, wie gesagt, eine sehr hohe Beta-Glukosidase Enzym Konzentration auf, verfügen aber auch über eine sehr hohe Dichte des Thiosulfat-Sulfurtransferase Enzyms und sind dadurch hervorragend geschützt.

Der Vorgang ist aber noch nicht abgeschlossen, denn das nun aufgespaltene Zyanid diffundiert in gesunde Zellen. Dort wird es durch Schwefel, der ebenfalls im Körper vorhanden ist, und das Enzym Thiosulfat-Sulfurtransferase in Thiozyanat umgewandelt, unter anderem ein Blutdruckregulator. Benzaldehyd wird in Benzoesäure umgewandelt und wirkt im Körper unter anderem antiseptisch.

Thiozyanat und Benzoesäure sind die oben erwähnten Nebenprodukte in der gesunden Zelle. Sie sind nicht nur absolut unschädlich, sondern sogar gesundheitsfördernd.

Ganz einfach ausgedrückt bedeutet das folgendes:

Wenn ich bittere Aprikosenkerne und damit genügend Vitamin B 17 zu mir nehme, nähre ich meine gesunden Zellen, verhindere das Entstehen von Krebszellen und zerstöre bereits vorhandene bösartige Zellen.

Es gibt somit ein wirksames Mittel gegen Krebs und das Schöne daran ist, dass es Krebs nicht nur bekämpft, sondern auch die Entstehung wirkungsvoll verhindert.

Aktualisierung 2020

Im Jahr 2018 hat die Europäische Union den Verkauf von bitteren Aprikosenkernen für den menschlichen Verzehr verboten, weil Bitterstoffe sehr gefährlich sind.

Stimmt, Bitterstoffe sind hoch gefährlich, aber nur für die Pharmaindustrie, die Umsätze an völlig wirkungslosen Krebsmitteln könnten zurück gehen.

Das Europäische Patentamt hat im Jahr 2002 einen gentechnisch veränderten Broccoli patentiert. Dieses Patent ist heute im Besitz der Firma Bayer / Monsanto. Das besondere an diesem Broccoli ist, dass er besonders viele Bitterstoffe besitzt und diese sollen laut Patentschrift vor Krebs schützen.

Glücklicherweise ist unsere Politik an Unfähigkeit kaum zu überbieten, deshalb können bittere Aprikosenkerne auch weiterhin frei verkauft werden, allerdings mit dem Aufdruck „Nicht für den menschlichen Verzehr geeignet" oder so ähnlich.

*Als normal denkender Mensch kann man sich nicht vorstellen, dass die Politik wirksame **natürliche!** Produkte verbietet und doch ist es so.*

Ich kenne einen Apotheker (74 Jahre), der sechzehn Jahre lang äußerst erfolgreich eine Prostatakrebs-

Selbsthilfegruppe geführt hat. Erfolgreich heißt, dass kein Gruppenmitglied jemals an Prostatakrebs operiert wurde oder an Prostatakrebs oder metastasierendem Prostatakrebs gestorben ist.

In sechzehn Jahren waren rund 120 Männer in dieser Gruppe. Zusätzlich zu bitteren Aprikosenkernen war ein wesentlicher Bestandteil der Behandlung das Mineral Bor auch Borax genannt. In Deutschland und fast in ganz Europa ist der Einsatz von Bor im medizinischen Bereich inzwischen verboten. Privat bekommt man es legal fast nicht zu kaufen. In außereuropäischen Ländern wird Bor erfolgreich bei Prostatakrebs eingesetzt.

Wenn Sie das im deutschsprachigen Internet nachlesen, werden Sie feststellen, dass man behauptet, Bor habe keinerlei Einfluss auf Prostatakrebs. Und da man auch nicht bereit ist, das Thema wissenschaftlich neutral zu untersuchen, werden Prostatakrebspatienten nach wie vor durch Chemo, Bestrahlung und Operation zu impotenten Bettnässern gemacht.

13 Genug Theorie, genug gelesen

Ich hatte genug gelesen und war überzeugt, mein Problem mit Vitamin B 17 in den Griff zu bekommen. Ich wusste, wo ich die Kerne bestellen kann, wie ich sie anwenden muss und wie sie wirken.

Zehn Wochen nach meinem ersten Arzttermin unternahm ich aktiv etwas gegen meinen Krebs. Bei einem Internetanbieter bestellte ich ein Kilogramm bittere Aprikosenkerne, da ich mich entschlossen hatte, diesen Weg zu gehen.

14 Die Kerne sind da

Die bitteren Aprikosenkerne waren angekommen, ein Kilogramm, Bio aus Wildsammlung zum Preis von fünfzehn Euro. Außen auf der Tüte klebte ein großer Aufkleber: „Achtung, nicht für den menschlichen Verzehr geeignet. Essen Sie nicht mehr als zwei Kerne täglich. Kranke Menschen und Personen unter sechzig Kilogramm sollten keine bitteren Aprikosenkerne zu sich nehmen. Außerhalb der Reichweite von Kindern aufbewahren."

Im Internet hatte ich zum Thema Dosierung folgenden Satz gefunden: „Essen Sie nicht mehr bittere Aprikosenkerne, als ein vernünftiger Mensch täglich ganze Aprikosen essen würde." Jetzt wurde es kompliziert. Was bitte ist ein vernünftiger Mensch? Jemand der täglich drei Tafeln Schokolade isst oder zwanzig Bier trinkt oder drei Päckchen Zigaretten raucht?

Nun egal, ich nahm mir einen Kern aus der Tüte und zerkaute ihn. Er schmeckte wie eine Mandel, äußerst angenehm und der sollte giftig sein? Meine Frau probierte ebenfalls einen Kern und spuckte ihn sofort in die Hand, ihr angewidertes Gesicht sprach Bände. Ich verstand das nicht, nahm den nächsten Kern und hatte schlagartig den gleichen Gesichtsausdruck. Nicht alle Kerne waren bitter, einige waren süß. Ich hatte als ersten einen süßen erwischt.

Ich begann mit der Einnahme von zwei bitteren Aprikosenkernen täglich, das heißt, ich nahm einen Kern,

kaute ihn, war er bitter, zählte ich ihn, war er süß, zählte ich ihn nicht und nahm den nächsten. Innerhalb einer Woche steigerte ich die Einnahme auf zehn bittere Aprikosenkerne täglich. Diese Menge erschien mir jedoch angesichts meines Tumors und meiner Probleme als zu gering. Ich überlegte wie viele bittere Aprikosenkerne ich wohl ohne Bedenken zu mir nehmen kann. Viel hilft viel stimmt zwar nicht immer, aber ich hatte gelesen, dass in akuten Fällen die Dosis bis auf einhundert Kerne täglich gesteigert wurde, angeblich ohne Schädigung des Patienten.

Ich gehöre nicht zu den Menschen, die alles glauben was sie lesen. Wenn das so wäre, dürfte ich einerseits nicht mehr als zwei bittere Aprikosenkerne täglich essen, denn alle weiteren sind laut Packungsaufschrift gefährlich. Andererseits dürfte ich einhundert Kerne täglich verzehren, weil das auch irgendwo geschrieben stand.

In einem Buch hatte ich von einem Versuch mit Mäusen gelesen, die angeblich monatelang mit bitteren Aprikosenkernen gefüttert wurden und sich bester Gesundheit erfreuten. Ich entschloss mich, diesen Versuch zu wiederholen.

15 Auf Mäusejagd

Ein paar wilde Mäuse zu fangen, gestaltete sich sehr einfach. Seit Jahren füttere ich Mäuse in unserem Garten. Das hört sich vielleicht etwas seltsam an, hat aber einen praktischen Hintergrund.

Ich habe einen Hund, den ich abwechslungsreich ernähre. Neben Trockenfutter, Feuchtfutter und selbst zubereitetem Reis mit Möhren bekommt er wöchentlich eine Dose Hundefutter. In der leeren Dose bleibt immer noch ein Rest Futter am Dosenboden und an den Dosenwänden. Im Sommer fängt die Dose nach kurzer Zeit an zu stinken und lockt Fliegen an, gleichgültig ob ich sie in den Müllsack packe, offen stehen lasse oder ausspüle. So kam ich auf die Idee, die Dose unerreichbar für meinen Hund auf den Brennholzhaufen zu legen, damit die Mäuse sie säubern. Dieses „Reinigungsverfahren" nutze ich seit Jahren zur völligen Zufriedenheit aller Beteiligten, besonders der Mäuse.

Um meine Versuchsmäuse zu fangen, präparierte ich die Dose mit einer Klappe und stellte sie mit der Öffnung nach oben in den Holzstapel. Am Abend konnte ich zwei quietschlebendige Mäuse in einen mit feinmaschigem Draht umfunktionierten Kaninchenkäfig setzen. Da sich in der Dose noch reichlich Futter befand, stellte ich sie wieder an die gleiche Stelle, fing aber keine weitere Maus, Zufall oder Mäuseintelligenz.

Zwei Tage später hatte ich mit einer anderen Dose nochmals Erfolg, eine weitere Maus landete im Käfig.

94

Eigentlich wollte ich zwei Gruppen mit je zwei Mäusen haben, aber nun entschied ich mich, mit diesen drei Mäusen meinen Versuch zu starten.

Im Käfig hatte ich eine feste Trennwand eingebaut, auf der einen Seite zwei Mäuse, auf der anderen eine Maus. Alle drei Mäuse bekamen einige Tage Hundefutter zu fressen. Sie nutzten die Versteckmöglichkeiten im Käfig und machten einen fitten Eindruck. Ihre verlorene Freiheit schienen sie nicht zu vermissen. Auch Trockenfutter, gekochter Reis und Studentenfutter wurden gerne genommen. Der Käfig stand stressfrei für die Mäuse im Gartenhaus, ein Mäuseparadies. Anfangs wurde das Futter gehortet, ich musste also erst herausfinden, wie viel die Mäuse überhaupt fressen.

Nach einigen Tagen fügte ich dem Futter kleine Stückchen bitterer Aprikosenkerne zu, sie wurden ebenfalls gefressen.

Als ich sah, dass die Mäuse diese Kerne fraßen, wuchs mein Mut und ich steigerte meine tägliche Dosis auf zwanzig bittere Aprikosenkerne.

Der eigentliche Versuch begann nun. Meine beiden Vitaminmäuschen, wie ich sie nannte, bekamen ab sofort ausschließlich bittere Aprikosenkerne. Die Hundefuttermaus wurde weiterhin wie gehabt gefüttert. Volle vier Wochen ernährte ich meine Vitaminmäuschen ausschließlich von bitteren Aprikosenkernen und sie blieben bei bester Gesundheit. Es war kein Unterschied zur Hundefuttermaus zu erkennen. Für mich war somit belegt, dass bittere Aprikosenkerne, auch in großen Mengen verspeist, nicht giftig sind, jedenfalls nicht für Mäuse.

Die Pharmaindustrie testet die Verträglichkeit von Medikamenten unter anderem an Mäusen, also muss der menschliche Organismus ihrem ähnlich sein, sonst wären die Versuche wertlos. Was sollte mir also geschehen, wenn ich meine tägliche Dosis langsam auf achtzig Kerne erhöhte?

Inzwischen nahm ich seit sechs Wochen die Kerne zu mir, von zwei Stück auf nun zwanzig gesteigert. Ich hatte keine negativen Reaktionen an mir bemerkt. Mir ist nie schlecht geworden, wie ich anfangs befürchtete.

Noch hatte ich allerdings Bedenken wegen meines Magens. Seit Jahren litt ich unter einem Reizmagen, den ich jetzt als vorteilhaft ansah. Gerade weil mein Magen so sensibel reagierte, dachte ich mir, dass er mich warnen würde, wenn die Dosis zu hoch ist.

Bisher nahm ich täglich fünf mal vier Kerne zu mir, also zwanzig Stück am Tag. Langsam steigerte ich die Dosis. Einige Tage nahm ich fünf mal sechs, dann fünf mal zehn, dann fünf mal zwölf und nach circa vier Wochen hatte ich mein Ziel erreicht, achtzig Kerne täglich zu nehmen.

Später habe ich mehr Portionen mit weniger Kernen genommen, blieb aber immer bei achtzig Kernen täglich.

Zu keinem Zeitpunkt hatte ich irgendwelche körperlichen Probleme. Im Gegenteil, der äußerst unangenehme Juckreiz, seit über einem Jahr mein ständiger Begleiter, war nach einigen Monaten fast völlig verschwunden. Das war das erste Anzeichen, dass sich etwas Positives tat.

Ich nahm also achtzig Kerne täglich zu mir. Zehn Kerne täglich werden aufgrund der Blausäurekonzentration als tödlich angesehen. Im Klartext heißt das, dass ich jeden Tag eine achtfache tödliche Dosis zu mir nahm. Man darf einfach nicht alles glauben, was irgendwo geschrieben steht, egal wie seriös die Quelle auch sein mag.

Die drei Versuchsmäuse habe ich nach circa zwei Monaten intensiver Beobachtung und Pflege wieder im Brennholzstapel ausgesetzt. Nun müssen sie sich wieder selbst versorgen, außer an den Tagen, an denen mein Hund Dosenfutter bekommt.

16 Mit Herzklopfen zum Zahnarzt

In einer Broschüre über Zahnersatzversicherungen hatte ich vor einiger Zeit gelesen, dass der Durchschnittsbürger pro Jahr circa eintausend Stunden kaut. Somit war es nun soweit, die 50.000 Kaustunden Zahninspektion war fällig.

Angst vor dem Zahnarzt habe ich nicht, obwohl ich allen Grund dazu hätte. Häufiges Zahnfleischbluten, Plomben, Brücken, Inlays, Kronen, Wurzelfüllungen, Wurzelspitzenrezessionen usw., nicht ein unbehandelter Zahn befindet sich in meinem Mund. Da habe ich wohl schlechte Gene geerbt. Mein Vater bekam schon mit fünfunddreißig Jahren sein erstes Gebiss, auch meine Mutter hatte ständig Zahnprobleme.

Ich betreibe seit Jahrzehnten gründliche Mundhygiene mit Zahnbürste und Zahnseide. Dass mangelnde Hygiene nicht zwangsläufig der Grund für Karies ist, erfuhr ich, als man mir vor etwa fünfundzwanzig Jahren vier Weisheitszähne herausoperierte. Drei waren strahlend weiß, ich hätte sie liebend gern gegen drei andere Backenzähne eingetauscht. Der vierte Weisheitszahn war jedoch braunschwarz, zerfressen von Karies und das, obwohl er unter dem Zahnfleisch ohne jeden Kontakt zum Mundraum oder den anderen Zähnen verborgen war.

Dem heutigen Zahnarztbesuch sah ich mit einigem Unbehagen entgegen. Seit dem 15.12.2007, also seit fünf Monaten, aß ich täglich bittere Aprikosenkerne in großer Menge.

Im Internet habe ich bei meiner Recherche „Vitamin B 17, bittere Aprikosenkerne" mehrfach gelesen, dass Zähne, Zahnfleisch und Schleimhäute von der sich in den Kernen befindenden Blausäure innerhalb kürzester Zeit angegriffen werden. Aus diesem Grund gibt es Anwender, die die Kerne zermörsern, dann in Kapselhüllen füllen und diese ganz hinunterschlucken, um ihren Zähnen nicht zu schaden. Ich sehe dieses Verfahren als ungünstig an, da ich der Meinung bin, dass die Wirkstoffe, wenn sie im Mund eingespeichelt werden, durch die Schleimhäute schneller ins Blut gelangen. Ich kaue meine Kerne fast eine Minute lang und schlucke sie erst dann, wenn sie ganz fein zerkleinert sind. Da ich rund zehnmal am Tag bittere Aprikosenkerne zu mir nehme, habe ich eigentlich ständig Blausäure im Mund.

Allerdings habe ich auch mehrfach das genaue Gegenteil gelesen, wonach die Aprikosenkernwirkstoffe schädigende Mundbakterien neutralisieren. Bei regelmäßiger Anwendung sollen sie eine sehr gute Kariesprophylaxe sein, außerdem würde im Mund und Rachenraum entstehender Mundgeruch wirksam unterbunden.

Für mich war dieser Zahnarztbesuch also von größter Wichtigkeit. Die Frage war, was stimmte. Werden Zähne und Zahnfleisch durch Vitamin B 17 geschädigt oder nicht? Wenn sie geschädigt werden, was wird noch geschädigt? Was geschieht in Speiseröhre, Magen oder Darm? Was ist von der ganzen Behandlung zu halten, wenn einzelne Aussagen nicht stimmen?

Ich erklärte meinem Zahnarzt, dass ich eine alternative Krebsbehandlung durchführe und inzwischen seit fünf Monaten täglich bittere Aprikosenkerne in größerer Menge mir nehme. Mein Arzt hatte von dieser Therapie schon gehört, kannte aber niemanden der sie anwendet. Bevor er sich meinen Mundraum ansah, erklärte er mir, dass er Vergiftungen des Körpers an den Schleimhäuten erkennen kann. Ich habe einen sehr guten Zahnarzt. Er nahm sich circa fünfzehn Minuten Zeit, mir zu erläutern, wie sich Gift im menschlichen Körper auswirkt und wie er es im Mundraum entdecken kann. Ich versuchte klarzustellen, dass bittere Aprikosenkerne kein Gift sondern ein natürliches Nahrungsergänzungsmittel sind, aber wir redeten aneinander vorbei.

Dann kam der große Moment: „Lassen Sie uns mal schauen". Herzklopfen, feuchte Hände, Schweißperlen auf der Stirn, bis zum erlösenden Satz. „Ich kann keine Schäden erkennen." Wunderbar, keine Schäden erkennbar, welch schöner Satz.

Wir unterhielten uns noch einige Zeit über meine Erkrankung und Selbstbehandlung, mein Zahnarzt wünschte mir viel Glück und klopfte auf Holz. Eine letzte Frage hatte ich noch: „Wenn Sie dem Zustand meiner Zähne und meines Zahnfleisches eine Note geben sollten, welche würden sie geben?" Nach kurzem Nachdenken sagte er: „Unter Berücksichtigung Ihres Alters könnte ich ein Gut geben." und dann die Worte die mich restlos überzeugten: „So gut hat Ihr Zahnfleisch noch nie ausgesehen."

Zeitsprung

2010: Inzwischen nehme ich seit über zwei Jahren ständig große Mengen bitterer Aprikosenkerne zu mir. Kurzfristig hatte ich die Anzahl auf einhundertdreißig pro Tag gesteigert, weil ich herausfinden wollte, ob ich irgendwelche Probleme bekomme. Nein, keine Probleme, überhaupt keine!

Meine Zähne sind wie vor eineinhalb Jahren in gutem Zustand. Zahnfleischbluten habe ich im Gegensatz zu früher überhaupt nicht mehr. Keinesfalls, so meine Überzeugung nach zwei Jahren Anwendung, sind die Kerne für Zähne, Zahnfleisch und Schleimhäute schädlich, im Gegenteil.

Aktualisierung 2015

Natürlich nehme ich noch immer täglich bittere Aprikosenkerne zu mir. Die Tagesmenge liegt so zwischen vierzig bis achtzig Stück. Genau kann ich das nicht sagen, da ich die Kerne nicht mehr zähle, sondern mehrmals täglich fünfzehn bis dreißig Kerne esse, inzwischen schmecken sie mir sogar.

Dass die Kerne nicht giftig sind, sieht man an mir. In den letzten sieben Jahren habe ich vorsichtig geschätzt täglich im Schnitt sechzig bittere Aprikosenkerne zu mir genommen, das summiert sich auf rund 150.000 Kerne.

Es heißt, dass bereits zehn bis zwölf Kerne tödlich sein können. Somit habe ich inzwischen so viele bittere Aprikosenkerne gegessen, dass man damit über 12.000

Menschen ins Jenseits befördern könnte. Grob geschätzt habe ich in den letzten Jahren circa sechzig Kilogramm dieser Kerne gegessen und es geht mir ausgezeichnet. Es gab nie irgendwelche Probleme und Spätfolgen kann ich mir auch nicht vorstellen. Sieben Jahre sind eine lange Zeit.

Aktualisierung 2020

Noch immer esse ich täglich circa 60 bittere Aprikosenkerne (circa 30g). Noch immer geht es mir gut, genau wie meiner Frau, die täglich 20 bis 30 Kerne prophylaktisch zu sich nimmt.

Einen eindrucksvollen Beweis, dass bittere Aprikosenkerne nicht zu einer Blausäurevergiftung führen hat vor einigen Jahren ein junger Labrador erbracht. Er hat an einem einzigen Vormittag zwei Kilogramm bittere Aprikosenkerne gefressen. Diese waren eigentlich für sein Frauchen gedacht, aber der Hund hat sich die Tüten vom Tisch geholt und den Inhalt verschlungen. Passiert ist nichts, der Hund musste sich nicht übergeben und er bekam auch keinen Durchfall. Er war einfach nur richtig satt.

Interessant ist, dass die Kerne auch verdaut wurden, das sah man am Kot.

17 Haare – länger und länger

Meine Haare - fast mein ganzes Leben haben sie mich gestört. Als ich ein kleiner Junge war, durfte ich erst dann das Haus verlassen, wenn meine Haare trocken waren, was für ein dramatischer Zeitverlust! Wenn ich im Sommer nach Hause kam und meine Haare waren nass, gab es regelmäßig Ärger, weil meine Mutter wusste, dass ich wieder im verbotenen See baden war. So ging es weiter. Als Jugendlicher trug ich wie alle die Haare lang, weil es toll aussah, praktisch fand ich es nicht. Mit circa zwanzig Jahren habe ich meine Haare kurz schneiden lassen und seither kurz gehalten. In den letzten Jahren war ich nicht mehr beim Frisör. Ich habe mir einen Kurzhaarschneider gekauft und stutzte damit meine Haare selbst auf etwa drei Zentimeter Länge, praktisch und problemlos.

Obwohl eine Strahlen- oder Chemotherapie für mich niemals in Frage kommen würde, stellte ich mir nun vor, wie ich wohl ohne Haare aussehen würde. Fast alle meine männlichen Freunde haben wenig bis gar kein Haar mehr, ich hingegen habe feines aber volles Haar. Ein Geschenk der Natur, das ich nie gewürdigt habe, manch ein Mann würde einiges für mein Kopfhaar geben.

Noch vor wenigen Tagen waren mir meine Haare egal, jetzt fand ich sie plötzlich schön. Inzwischen war ich fünfzig Jahre alt, wahrlich kein Alter, um mit dem äußeren Erscheinungsbild Versuche anzustellen. Dennoch beschloss ich, ab jetzt meine Haare wachsen zu lassen.

Die Haare kitzelten im Nacken, ich genoss es, sie wehten mir in die Augen, ich fand es toll oder besser gesagt, ich redete mir ein, dass es toll ist. Aber eines stand fest, ich gefiel mir mit den längeren Haaren wesentlich besser, irgendwie sah ich verwegener aus, fast wie ein Revolutionär, na ja, wahrscheinlich nur Einbildung.

Es war eine ziemlich bescheuerte Idee. Schon nach kurzer Zeit fragte mich ein ehemaliger Arbeitskollege, ob mir meine Frau weggelaufen sei. Meine nichtbiologische Quasitochter lästerte, weil sie meinte, ich würde meiner vergangenen Jugend nachtrauern. Andere fragten, ob mein Rasierapparat kaputt oder mein Frisör im Knast sei.

Über meine Erkrankung habe ich in den ersten sieben Monaten, außer mit meiner Frau, mit niemandem gesprochen.

Zeitsprung

2010: Noch immer trage ich meine Haare wesentlich länger als vor meiner Erkrankung. Sie sind heute in einem sehr guten Zustand, was ich auf meine veränderte Lebensführung, unter anderem auf den Verzicht von Chemie in Körperpflegeprodukten zurückführe. Im Gegensatz zu früher habe ich keine Schuppen oder Kopfjucken mehr und meine Haare glänzen wie bei einem gesunden Welpen das Fell.

Aktualisierung 2020

Inzwischen trage ich meine Haare wieder kurz. Es gibt ältere Männer, die mit langen Haaren cool und verwegen aussehen, ich gehöre leider nicht dazu.

18 Freunde sind Kraftquellen

Viele meiner Freundschaften pflege ich seit Jahrzehnten. Allerdings hatte ich in den letzten Jahren meine Freunde etwas vernachlässigt, weil ich mich ständig schlapp und antriebsschwach fühlte. Wir haben gemeinsame Interessen und somit angenehme Gesprächsthemen. Ich wollte diese „Kraftquelle" nicht „vergiften", deshalb habe ich meinem Freundeskreis anfangs nichts von meiner Krankheit erzählt. Tag und Nacht schwirrten meine Gedanken um das Thema Krebs, hätte ich nun mit meinen Freunden auch noch darüber gesprochen, wäre es irgendwann für mich zu viel gewesen.

Positive Gespräche sind gut für die Psyche und was gibt es schöneres, als mit guten Freunden über Urlaub, Freizeitgestaltung oder Hobbys zu reden? Wichtig für mich war es, meine Freunde nicht mit einer dermaßen schlechten Nachricht zu beunruhigen.

Ich wartete also, bis ich etwas Positives berichten konnte, das war circa sieben Monate nach der Krebsdiagnose der Fall. Eine Ultraschalluntersuchung hatte ergeben, dass der Tumor sein Wachstum eingestellt hatte, der Krebs war gestoppt. Natürlich war der Tumor nach wie vor da, aber im Gegensatz zu den vorherigen Ergebnissen, war er nicht mehr gewachsen und dieser reichlich lästige Juckreiz auf Brust, Bauch und Armen, eine Begleiterscheinung bei bösartigen Lympherkrankungen, hatte deutlich nachgelassen.

Innerhalb der nächsten Wochen besuchten meine Frau und ich nacheinander unsere Freunde. Wir berichteten was bisher geschehen war und dass ich mich auf dem

Weg der Besserung befand. Trotzdem empfand ich diese Besuche als brutal. Ich saß meinen Freunden gegenüber, blickte in entsetzte Gesichter und sah die Unsicherheit in ihren Augen. Sie taten mir leid, aus eigener Erfahrung wusste ich, was da in einem Menschen vor sich geht.

Als mein bester Freund vor einigen Jahren an Kehlkopfkrebs erkrankte und es klar war, dass er seine Stimme verlieren würde, war ich genauso entsetzt. Wir haben zusammen geheult. Tagelang war ich traurig und erinnerte mich an unsere gemeinsame Jugend. Ich bekam Magenschmerzen und psychische Probleme.

Wir haben einen guten und ehrlichen Freundeskreis, Streit gibt es nie. Wir gehen vorsichtig und rücksichtsvoll miteinander um, nur deshalb schlagen schlechte Nachrichten dermaßen hart durch. Meine Freunde reagierten, wie ich es erwartet hatte. Sie hörten sich an, wie ich meine Behandlung plante, fragten nach, meldeten Bedenken an, boten ihre Hilfe an und sagten, dass sie immer für mich da seien.

Zeitsprung

2010: Inzwischen ist es so, dass fast unser gesamter Freundeskreis bittere Aprikosenkerne prophylaktisch zu sich nimmt, und nicht nur sie, sondern auch ihre Familien vertrauen auf mein Wissen.

Jeder hat etwas über Vitamin B 17 gelesen, gehört oder gesehen. Plötzlich bekommt man zu hören, dass eine

Arbeitskollegin oder der Bruder schon seit Jahren diese Kerne einsetzen.

Es ist wie ein warmer Sommerregen, erst einige Tropfen, dann immer mehr, schön, richtig schön.

Aktualisierung 2020

In meinem Freundeskreis sind inzwischen alle über sechzig Jahre alt. Einige rauchen, einige trinken, alle haben Stress, aber keiner hat Krebs.

19 Von der Masochistendiät zur Vollwerternährung

Einfach ein paar Kerne nehmen und der Krebs verschwindet, ganz so einfach ging es nicht. Selbst wenn die Krankheit durch einen Vitaminmangel entstanden war und nun die fehlenden Vitamine zugeführt wurden, der Tumor war da und mein Körper würde jede Menge Energie und Kraft benötigen, um wieder ins Gleichgewicht zu kommen.

Wenn ich meine Selbstheilungskräfte aktivieren wollte, musste ich optimale Bedingungen schaffen. Ich musste so leben, dass mein Körper seine Kraft voll auf den Kampf gegen den Krebs konzentrieren konnte. Das Problem musste ganzheitlich angefasst werden.

Das Wort ganzheitlich ist derzeit voll im Trend und hoffnungslos überstrapaziert. Alles ist ganzheitlich, der Friseur, der Heilpraktiker, der Krankentherapeut genauso wie der Fußpfleger. In meinen Überlegungen bedeutete ganzheitlich, dass ich in allen, wirklich allen, Lebensbereichen alles, wirklich alles, tun wollte, um wieder gesund zu werden.

Den ersten großen Schritt zu einem gesunden Leben haben meine Frau und ich bereits im Herbst 2006 vollzogen, als wir unsere Ernährung auf Vollwertkost umgestellt haben. Nicht ganz freiwillig, wie ich zugeben muss.

Es ging mir nicht gut. Die ärztlichen Untersuchungen ergaben nichts, trotzdem fühlte ich mich krank. (Heute weiß ich, dass die Probleme damals bereits mit der Krebserkrankung zusammenhingen.) Meine Gelenke und der Rücken schmerzten, ich litt unter Verspannungen. „Möglicherweise sind Sie übersäuert" sagte meine Physiotherapeutin, die meine Rückenschmerzen lindern sollte. Sie empfahl mir dies überprüfen zu lassen.

In der Apotheke bekam ich Teststreifen, um anhand meines Urins den Säuregehalt im Körper festzustellen und tatsächlich, ich war „total sauer". Mit den Teststreifen hatte ich ein Merkblatt über Säure und Basen bildende Lebensmittel erhalten. Tja, ich aß zu viel Säure bildende Lebensmittel. Im Internet fand ich einen Ernährungsplan zur Entsäuerung.

So kam es, dass ich morgens keinen Kaffee mehr trank, sondern warmes Wasser, in dem vorher zwei Kartoffeln „ausgekocht" wurden, widerlich ist gar kein Ausdruck dafür. Das war erst der Anfang, so ging es den ganzen Tag über weiter. Masochistendiät habe ich diese Ernährungsfolter genannt, aber sie zeigte Wirkung. Der Säuregehalt (PH-Wert) im Urin hatte bereits nach zwei Wochen ein normales Niveau erreicht. Acht Wochen hat meine Entsäuerung gedauert, in dieser Zeit durfte und habe ich nichts gegessen oder getrunken, was Säure bildend war. Ich fühlte mich zusehends besser, die Schmerzen in den Fingergelenken waren bereits nach zwei Wochen verschwunden und der große Zeh tat nach vier Wochen nicht mehr weh.

Nach wie vor schmerzten meine Beine und mein Rücken, und obwohl ich mich müde und schlapp fühlte, war ich davon überzeugt auf dem richtigen Weg zu sein. Meine Frau meinte, das sei der richtige Zeitpunkt, um endgültig auf Vollwerternährung umzusteigen.

Vollwerternährung bedeutet eine überwiegend vegetarische Ernährung, bei der frische und unbehandelte Nahrungsmittel sowie Vollkornprodukte gegessen werden. Auf Fabrikzucker in jeglicher Form wird verzichtet. Als Fette werden nur kaltgepresste Öle, Butter und Sahne verwendet. Mindestens ein Drittel der täglichen Nahrung soll aus Rohkost bestehen.

Die Grundlagen für diese Ernährung hatte sich meine Frau in den letzten zwanzig Jahren angeeignet. Bei der Volkshochschule hatte sie viele Kochkurse „Vollwertküche" belegt und diverse Bücher über dieses Thema gelesen. Wir aßen oft vollwertige Gerichte, aber wir ernährten uns nicht rein vollwertig. Mir schmeckte dieses Essen gut, aber Schokolade, Gummibären und Cola liebte ich sehr und zwar in großen Mengen. Der Entschluss ab sofort rein vollwertig zu essen, bedeutete Verzicht auf diese Vorlieben.

Seit unserem Entschluss auf Vollwerternährung umzustellen, habe ich keine Süßigkeiten gegessen, keine Torte, kein Gebäckstück, keinen Keks, nichts, absolut nichts was Zucker oder Zuckeraustauschstoffe enthält.

Ich habe nicht eine Cola getrunken, nicht einen Tropfen Alkohol, keinen Glühwein, keine Limonade, nichts, absolut nichts.

Hört sich schlimm an, oder? War es auch! Wäre ich nicht krank gewesen, hätte mich kein Mensch dazu gebracht, auf all das zu verzichten, was mir mein Leben lang geschmeckt hat. Ich wollte allerdings kein Mönchsleben in Demut und Askese führen, also musste ein Ersatz gefunden werden und das gelang mir so gut, dass ich heute meine alten Essgewohnheiten nicht mehr aufnehmen würde, auch wenn ich plötzlich völlig gesund wäre.

Einfach nur zu verzichten wäre unbefriedigend, ja sogar blödsinnig gewesen. Das hätte ich niemals durchgehalten. Körper und Geist sehnen sich nach etwas „Schönem". Ich wollte gesund leben, aber mit Genuss und mit meiner gewohnten Lebensqualität. Es musste eine vernünftige gesunde Alternative gefunden werden. „Nicht Verzicht, sondern gesund und besser" lautete die Devise. Diese Aufgabe zu lösen, gestaltete sich überraschend einfach.

Statt Gummibären esse ich nun Studentenfutter, Cashewkerne, Pistazien, Mandeln und Nüsse jeder Art. Sie sind ein natürliches und gesundes Lebensmittel. Schokolade brauche ich nicht mehr, getrocknete Datteln schmecken mir wesentlich besser. Ich kaufe nur sehr gute Produkte, es gibt Datteln ohne Glucosesirup, somit reine Natur, fast wie von der Palme. Um ehrlich zu sein, war mir nicht bewusst, dass man Datteln auch außerhalb der Winterzeit genießen kann.

Getrocknete Feigen, Aprikosen, Apfelringe, Pflaumen, Rosinen oder Kürbiskerne, Sonnenblumenkerne, usw., das Angebot ist riesig, geschmacklich und qualitativ hervorragend und mit Sicherheit gesünder als irgendwelches industriell hergestelltes Zucker- und Chemienaschwerk. Mir gefällt meine neue Schleckerei, die ich ohne schlechtes Gewissen genießen kann.

Das Problem Kaffee und Kuchen am Sonntagnachmittag bei Freunden wurde von meiner Frau sehr pragmatisch gelöst. Wenn wir eingeladen sind, backt sie einen vollwertigen Kuchen und bringt diesen als Geschenk mit. Ich nehme nur von diesem Kuchen und dass er auch anderen schmeckt, ist unschwer zu erkennen.

Eis genieße ich ausgesprochen gerne. Industriell hergestellt Produkte verbieten sich aufgrund des Zuckers. Diabetikereis hat mir zu viele Zusatzstoffe, außerdem schmeckt es von „so naja" bis „also wirklich nicht". In einem Kochbuch fanden wir eine Lösung, selbst Eis ohne Eismaschine herzustellen und das sogar in unserem Gefrierfach im Kühlschrank. Geschmacklich ist selbstgemachtes Eis ein Gaumenschmeichler, besser als jedes Fertigprodukt, und das Schönste, ich kann es ohne schlechtes Gewissen genießen. Sehen Sie sich die Zutaten an, natürlich, gesund und lecker, probieren Sie es aus:

Eisrezept:
200 ml Sahne - sehr steif schlagen
2 frische Eier + 70 g Akazienhonig – kräftig mit dem Mixer verrühren

als Geschmackszutaten Vanille oder Kakao oder Nüsse oder Bananen oder zwei Teile zusammen in die Eier/Honig Mischung rühren

dann die Sahne schnell unterziehen, in ein flaches Gefäß gießen und ab in den Gefrierschrank, nach etwa vier Stunden kann man das Eis genießen, es hält sich einige Tage

Nach wie vor kann ich mit Freunden gelegentlich ein Restaurant besuchen. Auf jeder Speisekarte finde ich Gerichte, die ich essen kann, auch wenn es sich nicht um Vollwertgerichte handelt. Ein großer Salat, eine Backkartoffel, Fisch, oftmals esse ich nur zwei verschiedene Vorspeisen. Dazu trinke ich Mineralwasser.

Wie ich schon schrieb, machen meine Frau und ich gerne Wanderungen oder Fahrradtouren, auch da gibt es keinen Essensnotstand. Hier das Beispiel einer ganztägigen Fahrradtour, die wir mit drei befreundeten Ehepaaren auf dem Weserradweg unternommen haben.

Bei unserem ersten Stopp nach etwa eineinhalb Stunden aßen wir selbstgebackene Müsliriegel, hier das Rezept:

200 g Haferflocken + 150 g Vollkorn-Weizenmehl + 150 g Vollkorn-Roggenmehl + 150 g Kokosflocken + 150 g gemahlene Mandeln + 1 Messerspitze Vanille + 1 Messerspitze Salz in einer großen Schüssel mischen.

125 ccm Wasser + 250 g Akazienhonig erwärmen und mit 150 ccm Sonnenblumenöl mischen.

Die flüssige und die trockene Mischung zusammenbringen und mit einem Lochlöffel gut durchkneten, auf ein gefettetes Backblech geben und glattstreichen. Bei niedriger Temperatur 40 – 50 Grad etwa 45 Minuten backen, dann den Herd abschalten und noch etwa 45 Minuten nachtrocknen.

Mittags wurden auf einem kleinen mitgebrachten Holzkohlegrill Würstchen und Fleisch gegrillt. Daran haben wir uns nicht beteiligt. Wir hatten eine große

Schüssel mit aufgeschnittenem Paprika, Blumenkohl, Kohlrabi, Broccoli und Möhren, kalte Getreidebratlinge sowie zwei Dosen mit selbstgemachtem Dip dabei. Nach dem Essen waren wir richtig fit, während alle anderen sich ihre Liege herbeisehnten.

Als wir nachmittags an einer Eisdiele vorbeikamen, haben wir einen Kaffee getrunken und als einzige kein Eis gegessen. Zwischendurch, wenn Schokoriegel, Kekse oder Bonbons die Runde machten, haben wir Datteln, Feigen und Studentenfutter beigesteuert. Bevor jeder nach Hause fuhr, saßen wir noch bei den Autos und wir erzählten, dass wir uns inzwischen seit über einem Jahr anders ernähren. Die Reaktionen waren lustig: „Wie jetzt? Kein Zucker, kein Weißmehl, kein Fleisch, aber heute doch nicht? Ihr habt doch heute normal gegessen oder?" Keiner hatte etwas bemerkt. Im Gegenteil, alle waren von unserem mitgebrachten Essen begeistert.

Gerade in der dunklen Jahreszeit laden wir gerne Freunde zum Essen zu uns nach Hause ein. Beim Abschied loben sie immer das unglaublich leckere Essen. Solange wir es nicht gesagt haben, haben sie nicht bemerkt, dass sie vegetarisch vollwertig beköstigt wurden.

Alles was ich mit diesen Beispielen aufzeigen möchte ist, dass es keinen Verzicht bedeutet, sich gesund zu ernähren. Es ist zwar eine andere Form des Essens, passt aber in den normalen Tagesablauf. Man wirkt nicht sonderlich extrem, verdreht oder krank und wenn man nicht möchte, braucht man es auch niemandem zu erklären, weil es keiner merkt.

Als ich überlegte, was ich in den einzelnen Lebensbereichen für meine Gesundheit tun kann, war ich also seit fast zwei Jahren ein begeisterter Anhänger der Vollwerternährung. Sie ist gesund und schmackhaft, was kann es besseres geben. Außerdem kann ich mich seit wir auf Vollwerternährung umgestellt haben, satt essen. Das war in den Jahren davor nicht möglich, weil ich sehr schnell zugenommen habe und ständig mein Gewicht im Auge behalten musste. Kurzum mit meiner Ernährung war ich rundum zufrieden.

Doch nun zogen plötzlich dunkle Wolken auf. In fast jedem Buch, das ich über Krebs las, wurde eine Krebsdiät empfohlen. Man sollte dieses oder jenes nicht essen. Auf anderes dürfte man keinesfalls verzichten und wieder anderes sollte man in riesigen Mengen vertilgen.

In dem Buch über die Vitamin B 17 Theorie stand, dass nur Nahrungsmittel gegessen werden dürften, bei deren Verdauung keine Pankreasenzyme verbraucht würden, weil diese zur Beseitigung des Krebses gebraucht würden. In einem anderen Buch wurden bestimmte Obstsorten und Milchprodukte als ungeeignet beschrieben. In einem sehr guten weiteren Buch, geschrieben von einer Ärztin, die sogar für den Nobelpreis nominiert war, wurde eine spezielle Krebskost angepriesen usw. usw.

Manche Autoren empfahlen literweise selbst gepresste Obst- und Gemüsesäfte, andere schrieben, dass der Körper überhaupt nicht in der Lage sei, solche Mengen zu verwerten. Während die einen zum Beispiel Milchprodukte erlaubten, wurden sie bei anderen schon fast verteufelt. Sollte ich jetzt auf meine Milch im Kaffee verzichten, oder besser gleich auf beides, weil auch Kaffee strittig war? Durfte ich die Scheibe Käse zum Überbacken eines Auflaufs nicht mehr genießen?

Was hier richtig oder falsch war, konnte ich nicht beurteilen. Die Aussagen waren widersprüchlich, teilweise sogar konträr. Ich entschied mich, weiterhin vollwertig zu essen, denn viel Obst und Gemüse empfahlen alle Autoren, gegen Rohkost oder gute Öle und Fette hatte auch niemand etwas einzuwenden.

Aktualisierung 2015

Nach wie vor essen meine Frau und ich vegetarisch vollwertig nach Dr. Bruker, ebenso die meisten Mitglieder meiner Krebsselbsthilfegruppe. Die vegetarische Vollwerternährung halte ich für die beste Ernährungsform für jeden Menschen. Akut Krebskranke sollten den Rohkostanteil unbedingt über fünfzig Prozent halten.

Aktualisierung 2020

So ist es noch immer.

20 Der Wasserflüsterer

Ich trinke Wasser aus Überzeugung. Wasser ist das Lebenselixier Nummer eins, die Grundlage allen Lebens.

Der menschliche Körper besteht zu über sechzig Prozent aus Wasser. Wasser koppelt die Bausteine unseres Erbgutes aneinander, die Doppelhelix unserer DNS wird durch Wasserstoffbrücken zusammengehalten. Wasser durchdringt jede Körperzelle und ermöglicht so die Kommunikation der verschiedenen Zellverbände untereinander. Außerdem transportiert es lebensnotwendige Stoffe wie Magnesium, Calcium und Phosphat. Die energetische Kraft des Wassers beeinflusst unser Denkvermögen und unsere Gefühlswelt.

Wasser ist für den Menschen unverzichtbar, also nehme ich es in reiner Form zu mir, ohne Kohlensäure, Farbstoffe oder Zucker. Säfte bestehen ebenfalls zum größten Teil aus Wasser. Ich bin jedoch der Meinung, dass ich meinem Körper Obst und Gemüse in seiner ursprünglichen Form, nämlich in Form von Früchten zuführen sollte und nicht in unnatürlich hoher Konzentration durch Säfte.

Guter Tee ist mit Sicherheit ein wertvolles empfehlenswertes Getränk, ich persönlich mag ihn nicht. Über Kaffee kann man sich streiten, in der Vollwerternährung wird Kaffee abgelehnt, ich trinke trotzdem täglich zwei Tassen.

Mit unserem Trinkwasser betreiben meine Frau und ich einigen Aufwand. Wir haben immer mindestens drei Wassersorten aus verschiedenen Abfüllorten im Haus. Außerdem werden die Marken so oft wie möglich gewechselt. Wir kaufen sowohl das Billigwasser von Discounter, wie auch Markenwasser, allerdings nur Mineralwasser, kein Tafelwasser. Ich glaube, dass es sehr wichtig ist, verschiedene Wasser zu trinken, um mit allen lebenswichtigen Stoffen versorgt zu werden. Ein Viertel meines Tagesbedarfs besteht aus Leitungswasser.

Die Empfehlungen sagen, dass jeder Mensch täglich zwei bis drei Liter trinken soll. Ich halte mich nicht an diesen Ratschlag, ich höre auf meinen Körper. Ich sehe nicht ein, dass ich viel trinke, obwohl mein Körper nicht danach verlangt. Diese Empfehlungen sind zu allgemein. Durch die Vollwerternährung nehme ich mindestens ein Drittel meiner täglichen Nahrung als Rohkost zu mir. Rohes Obst und Gemüse bestehen zu rund zwei Drittel aus Flüssigkeit. Würde ich mich nur von belegten Brötchen ernähren, wäre die Empfehlung von zwei bis drei Litern bestimmt richtig.

Es lohnt sich die Eigenschaften von Wasser näher zu betrachten. Bis zum heutigen Tag sind fundamentale physikalische und chemische Eigenschaften nicht verstanden. Erst im 18. Jahrhundert hat man entdeckt, dass Wasser kein Element, sondern eine Verbindung aus zwei Teilen Wasserstoffatome und einem Sauerstoffatom ist. Keine Flüssigkeit ist so anomal wie Wasser, über vierzig Anomalien sind bis heute bekannt.

Die Zahl der Experten, die behaupten, Wasser kann hören, fühlen und Informationen speichern und weitergeben wird ständig größer. Mitte der neunziger Jahre gingen Fotos des Japaners Masaru Emoto um die Welt. (Ich weiß, er wurde angezweifelt, dann bestätigt, dann widerlegt und wieder bestätigt usw. usw. wie es in der Forschung so üblich ist.)

Er hatte mit einem Elektronenmikroskop Wasserkristalle fotografiert, die er vorher mit Musik beschallt hatte. Harmonische Musik erzeugte eine harmonische Wasserstruktur, destruktive Musik hingegen eine chaotische. Interessant war, dass das Wasser die Struktur solange behielt, bis es durch andere Schwingungen in einen anderen Zustand versetzt wurde.

Aber nicht nur Musik auch gesprochene Wörter beeinflussten das Wasser. Der Satz „Ich liebe Dich" würde eine harmonische Struktur erzeugen, wohingegen das Gezänk zweier Krebsspezialisten mit Sicherheit eine chaotische Form hervorbringen würde.

In der neuen Homöopathie geht man davon aus, dass jede Information auf Wasser übertragen werden kann. Man versucht die Speicherkraft des Wassers für Heilungsimpulse zu nutzen. Obwohl das ein interessantes Thema ist, ich könnte unendlich ausschweifen, möchte ich es nicht genauer erklären, da es den Rahmen dieses Buches bei weitem sprengen würde.

Tatsache ist, dass jedes Wasser eine positive oder eine negative Schwingung annehmen kann, dies ist wissenschaftlich erwiesen. Die Wasserkristalle sind entweder harmonisch oder disharmonisch. Wie sich das Ganze auf den menschlichen Körper auswirkt, darüber wird noch gestritten. Es wird aber vermutet, dass die im Wasser gespeicherten Informationen in erheblichem Maße auf den Menschen übertragen werden. Wenn wir bedenken, dass grundlegende Körperfunktionen durch das von außen eingebrachte Wasser gesteuert werden, erscheint es sinnvoll, hierfür ein harmonisches Wasser zu benutzen.

Wenn ich Wasser aus der Leitung oder der gekauften Wasserflasche entnehme, weiß ich nicht, ob dieses Wasser „emotional" in gutem Zustand ist. Ich muss also das Wasser bevor ich es trinke in eine positive, dem Körper zuträgliche Schwingung bringen. Wie oben beschrieben, reagiert das Wasser auf das gesprochene Wort. Deshalb habe ich mir angewöhnt jedem Glas Wasser bevor ich es trinke, ein paar nette Worte zu sagen.

Ich besitze zwar kein Elektronenmikroskop und kann das Ergebnis nicht untersuchen, aber was soll daran falsch sein, meinem Wasser das Wort Gesundheit, Liebe oder Heilung zuzuflüstern?

Als großer Wasserfan, möchte ich noch einen Gedanken einbringen.

Wenn ich als Taucher einen Schwarm Fische beobachte, so fällt mir sofort auf, dass sich der Schwarm in völligem Gleichklang bewegt, quasi wie ein einziger Großfisch. Warum die Fische das machen ist klar, sie versuchen sich vor Fressfeinden zu schützen.

Wissenschaftler sprechen von einem kollektiven Bewusstsein. Sie nehmen an, dass der einzelne Fisch das Bewusstsein des Schwarms annimmt, sobald er in ihm eingegliedert ist. Angeblich würde dies über optische Impulse ablaufen.

Nach meinen Beobachtungen ist das nicht richtig. Ich habe mehrfach gesehen, wie Fischschwärme durch Taucher auseinander getrieben wurden. Oftmals wurden einzelne Individuen vom Schwarm getrennt und hatten keinen Sichtkontakt mehr zu ihren Artgenossen, da die Sicht durch Taucher behindert war. Trotzdem folgten die Fische den Richtungsänderungen des restlichen Schwarms. Dies ist nur durch Kommunikation möglich und somit bin ich wieder beim Thema, Wasser ist ein Informationsträger. Die Information, dass sich der Schwarm zum Beispiel nach links bewegt, wird über das Wasser weitergegeben. Der Fisch muss nur „auf das Wasser hören".

Seit Jahrzehnten zerbrechen sich Biologen der Fachrichtung Meeressäugetiere den Kopf darüber, wie es möglich ist, dass plötzlich mehrere Buckelwale weltweit zeitgleich das gleiche Lied singen. Ein Gespräch mit Haiforschern würde reichen. Diese kommen langsam zu der Erkenntnis, dass das Wasser selbst das Medium ist, das den Haien den Weg zu seinen verletzten Opfern weist. Nur so ist zu erklären, dass Haie einen einzelnen Bluttropfen auf eine Entfernung von eintausend Meter innerhalb von Sekundenbruchteilen gegen die vorherrschende Wind- und Wasserströmungsrichtung wahrnehmen können – Wasser ist ein Informationsträger!

21 Mein Deostift landet im Müll

Der nächste große Schritt zu einem gesunden Leben war die Vermeidung von Giften in jeder Form außerhalb der Ernährung.

Ich rauchte nicht, betrieb keinen Medikamenten- oder Drogenmissbrauch und trank nur sehr wenig Alkohol, also brauchte ich mir nichts davon abzugewöhnen. In einem Buch hatte ich gelesen, wie schädlich Achseldeodorante sein sollen. Mein Tumor sitzt in der rechten Achselhöhle und ich benutzte täglich Deos. Wahrscheinlich habe ich mehr Deodorant verbraucht als der Durchschnittsbürger.

„Richtige Männer riechen nach Schweiß, Leder und Kettenfett" meint ein Motorrad verrückter Freund, diese Ansicht teilte ich nicht. Nach jedem Duschen und auch zwischendurch benutzte ich mein Deo, da ich nicht nach Schweiß riechen wollte. An aktiven Sommertagen kamen da einige Male zusammen.

Krebs ist wie gesagt, eine Vitaminmangelerkrankung, dass heißt, durch den Vitaminmangel bricht der Krebs irgendwann aus. Wo er ausbricht, bestimmen andere Faktoren, wie zum Beispiel Verletzungen, das Rauchen, chemische Belastungen oder zu viel Sonne, vielleicht auch der Gebrauch von Deodorant? Ich weiß es nicht.

In Naturkostläden und Reformhäusern suchte ich nach einer Alternative und fand ein Mineraldeodorant, das zu einhundert Prozent aus dem Mineralstein Alaun besteht. Es ist frei von Zusatzstoffen wie Parfüm oder Alkohol. Der von mir gekaufte Stift hatte die Form eines normalen Deostifts, allerdings war die Anwendung anders. Der Kristall musste mit Wasser angefeuchtet werden, anschließend wurde damit die Achselhöhle bestrichen. Das Ergebnis genügte meinen Ansprüchen nicht, es blieb ein leichter Schweißgeruch. Auf Anraten meiner Frau rasierte ich zusätzlich meine Achseln und das Problem war gelöst. Allerdings nur für einige Wochen, dann las ich im Internet, dass Alaun ein Aluminiumsalz ist, das die Schweißporen verschließt. Das steht weder auf dem Deostift noch hat es mir der Verkäufer gesagt.

Als ich den Stift gekauft habe, war ich der Meinung, etwas Gutes für mich zu tun. Glauben Sie, dass es gut ist, Aluminiumsalz unter die Achsel zu schmieren und damit die Schweißporen zu verschließen? Also ich nicht.

Derzeit benutze ich einen Deoroller ohne chemische Zusätze, nur mit ätherischen Ölen. Zusätzlich habe ich den Gebrauch drastisch eingeschränkt.

Auch bei Duschgel, Handwaschcreme und anderen Körperpflegeartikeln kaufen wir Produkte ohne chemische Zusatzstoffe, die zwar wesentlich teurer als konventionelle Waren sind, aber mit Sicherheit besser für uns und die Umwelt.

Die größte Überraschung erlebte ich mit dem Haarshampoo. Ich glaubte, eine empfindliche Kopfhaut zu haben, da ich mein ganzes Leben lang immer wieder juckende, nässende Stellen und Schuppen auf dem Kopf bekam. Nach drei Monaten Haarwäsche mit einem Bioshampoo waren diese Probleme beseitigt und sind es bis heute. Ich glaube, dass die Haarshampoos, die ich früher benutzt habe, die Probleme erst verursacht haben.

Gut, diese hochwertigen Produkte sind teurer, aber wenn ich im Jahr drei Flaschen Haarshampoo verbrauche, dann sind das circa zwölf Euro mehr im Jahr! Beim Duschgel ist der Unterschied geringer, beim Deo höher, der Rest fällt kaum ins Gewicht. Ich schätze, dass ich im Jahr ca. vierzig Euro mehr für Körperpflege ausgebe als vorher. Dafür muss mein Körper aber nicht mehr mit irgendwelchen Chemikalien fertig werden, die Umwelt wird geschont und ich fühle mich gut dabei.

Und noch etwas Seltsames ist eingetreten, ich bin zum König geworden, König Kunde. Es ist wie in der guten alten Zeit, ich betrete den Bioladen und man kennt mich. Ich werde gut beraten und als König Kunde entsprechend behandelt. Einmal im Monat bekomme ich eine Kundenzeitschrift und weil man weiß, dass ich sie lese, legt man immer ein Exemplar für mich zurück. Außerdem ist das Publikum ein ganz anderes als im Supermarkt, irgendwie freundlicher, ausgeglichener, nicht so hektisch... ich gerate ins Schwärmen, Entschuldigung. Wenn Sie nun denken, na ja, in so einem kleinen Ort mag das so sein, dann muss ich Ihnen sagen, dass sich mein bevorzugter Bioladen mitten in Hannover befindet.

Meine Frau kauft unsere Lebensmittel in einem kleinen Ort im Bioladen und dort ist es das Gleiche. Unwichtig? Nein, es ist ein schöneres Lebensgefühl.

22 Medikamente brauche ich nicht mehr

Wenn ich, wie beschrieben, einigen Aufwand betrieb, um „chemiefrei" zu leben, wäre es vom Grundgedanken her mit Sicherheit falsch, durch Tabletten dem Körper reine Chemie zuzuführen.

Auch hier gibt es andere alternative Möglichkeiten. Ich würde ihnen gerne sagen welche, aber seit meiner Ernährungsumstellung, brauche ich keine Tabletten mehr. Ich brauche keine und nicht, ich nehme keine. Das ist ein riesiger Unterschied. Früher musste ich nach jeder Mahlzeit eine Magentablette nehmen, seit der Umstellung auf Vollwerternährung, brauche ich sie nicht mehr. Es geht mir „magentechnisch" gesehen so gut, wie seit meiner Kindheit nicht mehr. Ebenso sind Verspannungen und Kopfschmerzen völlig verschwunden.

Die Schmerzmittel, die ich jahrelang wegen meiner Beinschmerzen genommen habe, brauche ich ebenfalls nicht mehr (näheres im nächsten Kapitel).

Die für Krebspatienten empfohlenen Vitamine, Spurenelemente und Mineralien habe ich nicht eingenommen, einfach weil ich glaubte, dass ich sie nicht brauche. Und wie man sieht, habe ich sie nicht gebraucht, denn ich bin auch ohne diese Mittel wieder gesund geworden.

Aktualisierung 2015
Hier sehe ich inzwischen einiges ganz anders. Näheres schreibe ich hinter dem nächsten Kapitel.

Zu meinem Wohlbefinden trägt sicherlich mein starker Bewegungsdrang bei. Die Empfehlungen, sich viel zu bewegen, möglichst an der frischen Luft, brauchte ich nicht zu beherzigen. Ich war und bin ein sehr aktiver Mensch. Täglich laufe ich rund zwei Stunden mit meinem Hund durch Felder, Wiesen und Wälder, egal wie das Wetter ist.

Rad fahren, Wandern, Paddeln und Segeln gehören zu meinen gern und viel ausgeübten Aktivitäten in den Sommermonaten. Wenn ich im Winter nicht sparke, bin ich entweder mit Schneeschuhen oder Langlaufskiern unterwegs. Woher ich die Zeit dafür nehme? Ich habe keinen Fernseher, wenn andere um 20.00 Uhr vor der Glotze sitzen, bin ich aktiv. Ich verplempere meine Zeit nicht, indem ich Sonderangebotszettel lese und vergleiche oder mich mit elektronischem Firlefanz herumärgere. Ich habe noch nie ein Computerspiel gemacht und ich werde auch nie eins machen. Ich habe Prioritäten gesetzt.

23 Haiknorpel gegen Arthrose

Die größten Probleme hatte ich mit meinen Beinen. Seit 2004 hatte ich ständig Schmerzen in den Beinen, mal stark, mal schwach, mal unerträglich. Wie ich schon geschrieben habe, wurde bei den Untersuchungen eine Arthrose dritten Grades in beiden Kniegelenken diagnostiziert.

Bei einer Arthrose ist die Knorpelschicht im Gelenk geschädigt. Ich habe mich umfassend mit dem Thema auseinandergesetzt und führe meinem Körper seit Ende 2005 Knorpelaufbaupräparate zu. Ich nehme täglich zwei Kapseln Glucosaminsulfat 1500 mg, zwei Kapseln Chondroitinsulfat 1200 mg, zwei Kapseln MSM (organisch gebundener Schwefel) und eine Tablette indischen Weihrauch (Boswellia serrata) 400 mg ein.

Ich kaufe gute Qualität mit einem hohen Anteil an Wirkstoffen und wechsele bei jeder neuen Packung den Hersteller, weil ich durch verschiedene Berichte in Zeitschriften und im Internet verunsichert bin. Chemische Rückstände, falsche Angaben, wenig oder gar keine Wirkstoffe, das ist alles schon vorgekommen. Durch den Wechsel erhoffe ich mir weniger Schadstoffe und mehr Wirkstoffe. Wenn eine Packung mal belastet oder nicht hochwertig war, wird hoffentlich in der nächsten von einem anderen Hersteller, alles in Ordnung sein. Aus diesem Grund nehme ich auch immer nur kleine Verpackungsgrößen.

Um es noch einmal ganz klar zu sagen, ich nehme die Nahrungsergänzungsmittel ausschließlich für die Arthrose. Ende 2005 habe ich mit der Einnahme dieser

Präparate begonnen. Bis Ende 2007 hatte ich keine spürbare Verbesserung meiner Beinschmerzen. Zusätzlich zu den Nahrungsergänzungsmitteln nahm ich täglich mehrere Schmerztabletten, machte täglich Heiß-Kalt-Wasseranwendungen, ließ mir Muskelaufbauübungen zeigen und trainierte diese auch. Ich bestellte mir medizinische Blutegel in unserer Apotheke und setzte diese auf die Innenseite meiner Knie, damit sie die Entzündung heraussaugen können. Genutzt hat alles nichts.

Eine deutliche Besserung meiner Beinprobleme trat erst auf, als ich einige Monate Vitamin B 17 zu mir nahm. Der Juckreiz an Brust, Armen und Füßen, der ein sehr deutliches Symptom für ein bösartiges Lymphom ist, ließ langsam nach und im gleichen Verhältnis wurden die Schmerzen in den Beinen weniger. Dies bestätigte die Aussage der Ärzte, dass der Schmerz in meinen Oberschenkeln nicht von der Arthrose herrührte. Der Krebs war die Ursache. Das Vitamin B 17 heilte meine Krebserkrankung, die Beinschmerzen waren ein Symptom dieser Erkrankung und dieses Symptom verschwand nun genauso wie der Krebs. Nach sechs Monaten Einnahme von Vitamin B 17 brauchte ich keine Schmerztabletten mehr.

Es ist nicht so, dass nun auf wundersame Weise meine Beine geheilt wären, aber ich bin den größten Teil des Tages schmerzfrei. Ich stehe morgens mit Freuden auf, was ich über drei Jahre lang nicht konnte, da sofort nach dem Aufstehen die Schmerzen einsetzten.

Nach wie vor habe ich eine Arthrose in beiden Knien mit den typischen Arthrosebeschwerden, diese sind jedoch minimal verglichen mit den früheren durch die Krebserkrankung verursachten Schmerzen. Ich nehme weiterhin die Knorpelaufbaupräparate, um den Zustand meiner Arthrose zu halten bzw. zu verbessern.

Aktualisierung 2015

Dank der Nahrungsergänzungsmittel kann ich mit meiner Arthrose sehr gut umgehen. Meine Kniegelenke sind nahezu beschwerdefrei. Ohne die Nahrungsergänzungsmittel hätte ich das bestimmt nicht geschafft, da zum Beispiel Haiknorpel normalerweise in keiner Ernährung vorkommen, jedenfalls habe ich noch nicht davon gehört, dass jemand Haiknorpel lutscht oder knabbert. Wenn dieser Wirkstoff bei Arthrose gut ist, woher soll man ihn bekommen, wenn nicht aus Nahrungsergänzungsmitteln.

Dirk, ein junger Mann aus meiner Selbsthilfehilfegruppe hatte ein ständiges Taubheitsgefühl und Kribbeln in den Fingern, weder der Onkologe noch sein Hausarzt wussten Rat. Er ging zu einem Neurologen, der ein Vitamin B Multipräparat empfahl, das in jeder Apotheke verfügbar ist und wenig kostet. Kurze Zeit später waren die Beschwerden komplett verschwunden.

Aber nicht nur Vitamine können hilfreich sein. Auch Nahrungsergänzungsmittel, Heilkräuter, spezielle Tees, Heilpilze, Schüssler Salze, homöopathische Mittel oder altbewährte Hausmittel können für einen kranken Menschen ein Segen sein und die Selbsthei-

lungskräfte anregen. Das Problem für den Betroffenen ist es, trotz oder gerade wegen des Internets, das Richtige zu finden.

Das Mittel für meine Arthrose hat mir eine Apothekerin vor Ort empfohlen. In jeder größeren Apotheke gibt es jemanden, der sich mit Naturheilmitteln auskennt. Lassen Sie sich dort beraten und wenn Sie gut beraten werden, sollten Sie das Mittel auch in dieser Apotheke kaufen und nicht im Internet.

24 Alles wird einfacher

Wie ich in den vorigen Abschnitten geschrieben habe, hatte ich in meinem täglichen Leben einiges verändert, um wieder gesund zu werden. Ich hatte meine Ernährung umgestellt, trank nur noch Wasser, benutzte andere Körperpflegemittel, nahm täglich bittere Aprikosenkerne zu mir und lebte insgesamt wesentlich bewusster. Anfangs glaubte ich, dass durch diese Lebensumstellung mein Leben komplizierter würde, aber genau das Gegenteil ist der Fall. Mein Leben wurde einfacher und überschaubarer.

Ich möchte das am Beispiel Ernährung erläutern. Ernährung deshalb, weil es das wichtigste Thema ist, wenn es um Gesundheit geht. Der Mensch steht vierundzwanzig Stunden täglich unter dem Einfluss dessen, was er isst.

Angenommen Sie ernähren sich so, wie es die Lebensmittelindustrie in der Werbung vorschlägt, dann werden Sie im Laufe der Zeit mit großer Wahrscheinlichkeit immer dicker. Um dem entgegenzuwirken, müssen Sie „weniger" essen, aber nicht einfach weniger, sondern Kalorienbewusster. Die Kalorienmengen stehen sinnigerweise auf den Verpackungen, also müssen Sie lediglich mittels Taschenrechner und Notizbuch genau ausrechnen, wie viel Kalorien Sie zu sich nehmen. Dann können Sie anhand einer Liste ausrechnen, wie hoch Ihr persönlicher Kalorienbedarf ist, wobei natürlich körperliche Aktivitäten nochmals extra berücksichtigt werden müssen und dann können Sie selbst entscheiden, ob Sie den Schokoriegel essen oder das Bier trinken.

Und schon wird es noch komplizierter, welches Bier wollen Sie trinken? Welches können Sie überhaupt noch trinken, wenn Sie ein reines Naturprodukt wollen? Deutsches Reinheitsgebot? Das wurde geschrieben, als es noch keine Gentechnik gab. Ist Bier wirklich gentechnikfrei?

Und welche Schokolade möchten Sie essen? Vollmilch? Ist das überhaupt Schokolade? Bitter oder Zartbitter, mit wie viel Prozent Kakao? Oder doch lieber Gummibärchen? Wissen Sie woraus die hergestellt sind? Also, ich verzichte auf Details und komme zum Kern zurück.

Mit viel Rechnen und Denkarbeit kann es Ihnen gelingen, Ihr Körpergewicht zu reduzieren. Leider fehlen Ihnen nun lebenswichtige Vitamine, wie die Werbung ja auch zugibt. Also müssen diese in Tablettenform zugeführt werden. Die Frage ist nur welche? Ein Kombipräparat mit allem drin oder doch lieber bedarfsgerechte Einzeldosierungen und welches Mittelchen hat wie viele Inhaltsstoffe und wie viel kostet es? Aber mit einigen Wochen Recherche müssten sich diese Fragen beantworten lassen oder fragen Sie Ihren Arzt oder Apotheker, letzterer wird Ihnen bestimmt ein wirklich gutes Präparat empfehlen.

Und vergessen Sie bloß nicht Ihre Abwehrkräfte zu stärken und passen Sie auf, dass Sie von dem ganzen Industriekram keinen Blähbauch bekommen und wenn doch, wissen Sie bestimmt, was Sie dagegen kaufen können. Hauptsache Sie bekommen davon keinen Durchfall oder Verstopfung und wenn doch, fragen Sie Ihren freundlichen Apotheker, er weiß Rat.

Und so dreht sich das Karussell des Ernährungswahnsinns immer schneller, bis jedem denkenden Menschen schwindelig davon wird.

Was soll falsch daran sein, natürliche Lebensmittel, ohne industrielle Veränderung möglichst in Bioqualität zu essen. In Obst und Gemüse sind die Vitamine bereits vorhanden und müssen nicht per Tablette zugeführt werden. Die Frage ob Gentechnik im Bier ist oder nicht, erübrigt sich, wenn man keins trinkt. Mit welcher Chemikalie die Limonade gesüßt ist oder welcher Wein zum Essen passt, interessiert den, der nur Wasser trinkt, nicht im Geringsten.

Genau das meine ich, alles wird einfacher.

Ob Sie Rindfleisch dem Schweinefleisch vorziehen oder doch lieber Geflügel essen, hängt damit zusammen, welcher Fleischskandal gerade ans Tageslicht gekommen ist und wie Sie ihn bewerten. Haben Sie schon mal einen Tiermastbetrieb von innen gesehen oder eine Großschlachterei? Biofleisch ist möglicherweise eine Alternative, wenigstens was die Lebensqualität der Tiere angeht, aber geschlachtet werden sie auch.

Wenn ich auf Fleisch verzichte, beteilige ich mich nicht an den Grausamkeiten gegenüber den Tieren und muss mir keine Gedanken über Gammelfleisch, Hormone, Tiertransporte, Treibhausgase durch die Tierzucht, Brandrodung in entfernten Ländern, um Weideflächen zu schaffen, usw. machen. Somit ist mein Leben einfacher.

Natürlich gibt es die oben genannte Problematik weiterhin, sie verschwindet nicht, nur weil ich mich anders verhalte, aber es belastet mich weniger, weil ich nicht mehr dazu beitrage.

Ein weiteres Beispiel für die Vereinfachung meines Lebens sind die Körperpflegeprodukte.

Tagescreme, Nachtcreme, Feuchtigkeitscreme, Handcreme, Fußcreme usw., wissen Sie, was in den Tiegeln und Töpfen in Ihrem Badezimmer drin ist? Ich weiß es nicht und wahrscheinlich ist es besser, wenn Sie es auch nicht wissen. Die Haut braucht das alles nicht, ich habe noch nie irgendeine Pflegecreme benutzt und meine Haut ist gesund.

Meine Frau benutzt einige der oben aufgezählten Artikel, allerdings sucht sie derzeit nach Alternativen. Eine Internetbekannte schwärmt von Olivenöl, sie nutzt es seit Jahren und alle Hautprobleme, die sie hatte sind verschwunden. Meine Frau macht derzeit einige Versuche, mal sehen wie es damit weitergeht. Jedenfalls finden wir beide die Vorstellung gut, dass künftig eine kleine Glasflasche mit Olivenöl in unserem Badezimmer steht und dieses Öl gleichzeitig Tages-, Nacht-, Feuchtigkeits-, Hand- und Fußcreme ist. Das meine ich mit simpel.

Aktualisierung 2015
Olivenöl als Universalpflegeöl hat sich nicht bewährt, die Haut trocknet aus.

Angeblich braucht man auch keine Zahncreme, Zähne putzen mit Wasser soll genügen. Ich weiß nicht so recht, was ich davon halten soll. Ausprobiert habe ich es, aber irgendwie fehlt mir da was. Vor meinem

134

nächsten Zahnarztbesuch werde ich meine Zähne vier Wochen nur mit einer elektrischen Zahnbürste und Wasser putzen und dann meinen Zahnarzt fragen, wie er meine Zahnpflege beurteilt. Dann weiß ich mehr.

Aktualisierung 2015
Nur Wasser genügt nicht. Ich habe den Versuch gemacht. Inzwischen benutze ich eine Zahncreme aus dem Bioladen.

Duschgels sollen den Säureschutzmantel der Haut zerstören, die von mir gekauften Naturprodukte sind auch nicht unbedenklich, am besten wäre einfach klares Wasser. Genauso verhält es sich mit Haarshampoo. Nur mit klarem Wasser und einer Naturbürste gepflegtes Haar soll absolut schön und gesund sein. Ich habe vor, auch das auszuprobieren.

Aktualisierung 2015
Ich habe es ausprobiert, mir eine gute und teure Naturbürste gekauft und versucht ohne Haarshampoo auszukommen. Nach zwei Wochen habe ich den Versuch abgebrochen. Ich sah ungepflegt aus, denn die Haare fetteten stark und außerdem hatte ich einen ständigen Juckreiz auf der Kopfhaut. Ich war wohl nicht geduldig genug, denn die Umstellung soll vier bis sechs Wochen dauern, aber wochenlanges Jucken wollte ich nicht ertragen.
Es bleibt bei guten Bioprodukten.

25 Positives Denken = Placeboeffekt

Nicht nur durch praktisches Handeln, sondern auch durch eine andere Einstellung kann man die Selbstheilungskräfte aktivieren und den Heilungsprozess fördern. Das einfachste Mittel dafür ist positives Denken, für mich die größte Kraftquelle des Menschen.

Positives Denken lässt sich sehr einfach erklären. Durch eine ständige positive Beeinflussung der bewussten Gedanken werden das Bewusstsein und das Unterbewusstsein in eine optimistische Grundhaltung versetzt. Durch diese konstruktive Selbstprogrammierung ist der Körper unter anderem in der Lage, sich selbst zu reparieren, natürlich nur in einem gewissen Umfang, man muss hier realistisch bleiben.

Nachdem ich bereits vier Jahre lang Seminare über dieses Thema gegeben hatte, habe ich 1996 ein Buch über positives Denken mit dem Titel „Aufwärts und Frei" veröffentlicht. Ich betrachte mich als Spezialist.

Als Freund und Anwender des positiven Denkens behaupte ich, dass ich bewusst mein Leben steuern kann, ich beherrsche meine Gedanken, meine Gefühle und meinen Körper. Jetzt fragen Sie sicherlich, warum ich an Krebs erkrankt bin, obwohl ich sozusagen ein Meister im positiven Denken bin.

Es gibt Menschen, darunter viele Buchautoren, die behaupten, dass jede Krankheit aus dem Geist heraus entsteht und durch positives Denken geheilt werden kann. Ich teile diese Ansicht nicht.

Wenn meinem Körper etwas fehlt und er deshalb krank wird, muss ich dieses fehlende Etwas zuführen, die Gedanken können es nicht herstellen. Wenn ich nichts trinke, dehydriert mein Körper und er wird innerhalb kürzester Zeit krank. Dann nutzen mir weder positive Gedanken noch Medikamente, auch kein Arzt oder Heilpraktiker kann mir helfen. Der Körper braucht Wasser.

Meinem Körper fehlte das Vitamin B 17.

Positives Denken wird von den einen hoch gelobt, von den anderen zerrissen. Die Kritiker sprechen von esoterischem Firlefanz, mystischem Quatsch, okkultem Blödsinn und ähnlichem. Die Wirkung sei nicht bewiesen. Ich bin der Überzeugung, dass die Wirksamkeit des positiven Denkens in Millionen Fällen bewiesen wurde, in der Medizin gibt es sogar einen Fachausdruck dafür, sein Name: Placeboeffekt.

Im medizinwissenschaftlichen Sprachgebrauch werden sowohl Tabletten oder andere medizinische Präparate ohne wirksamen Inhaltsstoff, also Scheinmedikamente, wie auch therapeutische Maßnahmen ohne Wirkung zum Beispiel Scheinoperationen als Placebo bezeichnet. Es gibt Tausende von Untersuchungen, die die Wirksamkeit des Placeboeffekts dokumentieren und Millionen von Menschen, denen geholfen wurde, obwohl eigentlich nichts getan wurde.

Denken Sie nicht, dass ich übertreibe. Der Placeboeffekt gehört bei einigen Erkrankungen zu den wirksamsten Werkzeugen des Arztes. Es gibt Schätzungen, die davon ausgehen, dass zwischen ein und zwei Drittel der schulmedizinischen Erfolge auf den Placeboeffekt zurückzuführen sind. Bei Heilpraktikern und anderen alternativen Heilern wird es nicht anders sein.

Der Placeboeffekt wird von der Medizin regelmäßig genutzt. Stellen Sie sich eine Situation vor, wie sie in einem normalen Krankenhaus täglich vorkommt:

Ein Patient hat starke Bauchschmerzen. Der Arzt kommt, untersucht den Bauch und findet nichts Auffälliges, also kein Blinddarm kurz vor dem Durchbruch oder ähnliches. Der Patient hat Schmerzen, diese Schmerzen sind real, er bildet sie sich nicht ein. Auch der Arzt weiß, dass die Schmerzen real sind und er nimmt seinen Patienten Ernst. Leider hat er kein Medikament, mit dem er ihm helfen kann, also gibt er ihm eine Spritze ohne Wirkstoffe, ein Placebo.

Der Patient sieht den Arzt, er weiß um dessen Wissen, vertraut seinem Können und begibt sich gedanklich in eine Erwartungshaltung „Jetzt wird mir geholfen!" Der bewusste Gedanke dringt in das Unterbewusstsein vor und programmiert dort irgendetwas um. Wenn nun die Spritze gesetzt wird, ist der Patient felsenfest davon überzeugt, dass gleich seine Schmerzen verschwinden und tatsächlich, sie vergehen.

Diese „wundersame Heilung" fällt unter den Begriff Placeboeffekt, ich nenne es positives Denken. Aber egal wie wir es nennen, es ist das Gleiche.

Bei diesem Beispiel geht es nur um Bauchschmerzen, aber auch bei Herzbeschwerden, Bluthochdruck und anderen, sogar lebensbedrohenden Erkrankungen wird der Placeboeffekt bewusst genutzt. Es gibt Operationen, bei denen lediglich der Patient in Narkose gelegt und ein oberflächlicher Schnitt in seine Haut gemacht wird. Anschließend erzählt man ihm, dass die

Operation ein voller Erfolg war und er bald wieder völlig gesund sein wird. Und er wird wieder gesund!

Was ist das? Der Beweis, dass positives Denken funktioniert! Der Patient glaubt, dass etwas getan wurde. Sein Unterbewusstsein erhält die Information, dass er nun gesund wird und der Körper stellt diesen Zustand her.

Diese Scheinoperationen sind nicht an der Tagesordnung. Jede einzelne Operation wird von der Ethikkommission intensiv geprüft, bevor sie genehmigt wird.

Wenn neue Medikamente an Menschen getestet werden, so gibt es immer mindestens zwei Versuchsgruppen. Die eine erhält das tatsächliche Medikament, die andere ein völlig identisch aussehendes Placebo. In beiden Versuchsgruppen gibt es Heilungen, immer! Damit ist noch nicht bewiesen, dass das Medikament tatsächlich wirkt, denn auch in der Versuchsgruppe mit dem echten Medikament kommt es ja zum Placeboeffekt.

Da der Placeboeffekt eine unbekannte Größe ist, müssen mehrere Studien durchgeführt werden, um die tatsächliche Wirksamkeit eines neuen Medikamentes zu belegen.

Das Thema ist unglaublich komplex.

Wirkungslose Medikamente werden gegeben und Scheinoperationen durchgeführt, da fragt sich der mündige Bürger natürlich, ob dieses Verhalten der Ärzteschaft ethisch vertretbar ist. Selbstverständlich ist es das. Schon Platon war vierhundert Jahre vor unserer Zeitrechnung der Meinung, dass Worte und Gedanken Kraft haben, Kranke zu heilen. Er gab Ärzten den Rat, schwerkranke Patienten zu belügen.

Ein weiteres Kapitel des positiven Denkens ist das Gesundbeten. Das hat nichts mit Religion oder Gott zu tun, es ist wie gesagt, eine Art des positiven Denkens. Die positiven Gedanken eines Menschen können sich auf den Gemüts- und Gesundheitszustand eines anderen Menschen übertragen. Wie auch immer das funktioniert, ob durch das kollektive Unterbewusstsein, wie die einen behaupten, oder durch kosmische Schwingung, wie andere meinen, es funktioniert. Dabei ist es unerheblich, ob der Patient weiß, dass für ihn gebetet wird und auch die Entfernung spielt keine Rolle.

Im Prinzip ist Gesundbeten oder geistige Heilung oder Fernheilung das Gleiche. Im Jahre 1985 machte das ZDF die Probe aufs Exempel, vier Patienten in Deutschland mit verschiedenen Erkrankungen wurden durch einen Geistheiler/Gesundbeter in der Schweiz fernbehandelt. Alle vier Patienten wurden seit Jahren schulmedizinisch behandelt, allerdings ohne Erfolg. Drei der Patienten ging es nach der mehrmonatigen vom Fernsehen dokumentierten Fernbehandlung wesentlich besser. Der Behandlungserfolg war deutlich sichtbar. Eine Patientin litt seit vierzig Jahren an einem offenen Bein. Nach der Behandlung waren die Schmerzen verschwunden und die Wunde so gut wie geschlossen.

Es gibt mehrere hundert Studien zu diesem Thema.

Wenn ein Arzt davon überzeugt ist, dass ein bestimmtes Mittel seinem kranken Patienten hilft, trägt er kraft seiner Gedanken direkt zu dessen Genesung bei. Dieser Effekt ist nicht immer erwünscht. Gerade bei Versuchen mit neuen Medikamenten wird er gezielt ausgeschaltet. Wenn weder der Arzt noch der Patient weiß, ob ein wirksames oder unwirksames Präparat zum Einsatz kommt, nennt man das Doppelblindstudie. Wie groß die Kraft der Gedanken ist, sieht man daran, dass es auch Dreifachblindstudien gibt. Bei diesen Studien weiß weder der Arzt, noch der Patient, noch der Versuchsleiter, wer welches Präparat erhalten hat.

Das ist ein hochinteressantes Thema, das ich aber nicht weiter vertiefen möchte. Ich berichte einfach, wie ich das positive Denken nutzte, um wieder gesund zu werden.

Ich entschied mich, meinen Tumor nicht als Feind zu betrachten, sondern als einen Teil meines Körpers. Ich wusste, dass Tumore von einem Tag zum nächsten völlig verschwinden können, man spricht dann von Spontanheilung. In der Regel bauen sie sich aber sehr, sehr langsam ab.

Wie mein Tumor aussah, wusste ich dank des Ultraschallbildes sehr genau. Ich stellte mir den Tumor in meiner Achselhöhle bildlich vor. Ich sah einen jungen kräftigen Tumor vor, der langsam in den Alterungsprozess übergeht. Vor meinem inneren Auge sah ich, wie der Tumor seine Kraft verliert und langsam dahinwelkt. Diese Bilder stellte ich mir mehrmals täglich vor.

Nach einigen Wochen hatte sich mein inneres Bild verändert. Der kraftstrotzende Jüngling war verschwunden, an seine Stelle war ein in die Jahre gekommener Zellhaufen getreten, der langsam aber sicher seinem Ende entgegen ging. Bei jedem Gedanken und jedem Gespräch sah ich ihn bildlich vor mir, schlapp und kraftlos.

Im unteren Bereich hatte mein Tumor, wie auf den Ultraschallbildern zu erkennen, einen circa zwei Zentimeter langen Auswuchs. Dieser wurde in meinen Vorstellungen immer dünner, bis er eines Tages ganz verschwunden war. Bei der folgenden Ultraschalluntersuchung war der Auswuchs tatsächlich so gut wie verschwunden.

Weiterhin stellte ich mir sehr intensiv vor, wie mir mein Arzt berichtet, dass er mich für geheilt hält. Ich visualisierte, wie er vor dem Untersuchungsergebnis sitzt und nicht versteht, was geschehen ist. Diese Vorstellung fiel mir ausgesprochen leicht, da ich genau diese Situation mit genau diesem Arzt schon erlebt hatte.

Einige Jahre vor meiner Krebserkrankung bin ich im Winter auf einer gefrorenen Baumwurzel ausgerutscht und habe mir dabei einen Narbenbruch meiner vierzig Jahre alten Blinddarmnarbe zugezogen, die Narbe war unter der Haut etwa drei Zentimeter aufgerissen. Mein Arzt riet zur Operation, da unter anderem die Gefahr bestand, dass die Narbe weiter reißt. Ich erklärte, dass ich versuchen wollte, die Narbe kraft meiner Gedanken wieder verheilen zu lassen. Sechs Monate später war der Narbenbruch verheilt, sehr zum Erstaunen meines Arztes. So etwas hatte er noch nie erlebt.

Bei einer weiteren Autosuggestion stellte ich mir vor, wie ich kraftvoll und gesund mit meinem Hund spiele, im Meer schwimme oder mit dem Mountainbike einen wilden Küstenweg entlang jage, kurzum, mein Leben wie es früher war, wieder aufnehmen würde.

Diese Tagträume machen mir richtig Spaß. Es gibt noch so viel, was ich erleben möchte. Es gibt so viele Reisen, die ich gerne machen möchte, dass es mir ein Vergnügen ist, davon zu träumen. Immer sehe ich mich kerngesund, gutgelaunt, gemeinsam mit meiner Frau.

26 Ein Krebstumor besteht zum größten Teil aus gutartigen Zellen

Sind Sie über meine Aussage im vorherigen Kapitel gestolpert? Ist es für Sie unlogisch, dass ich davon ausgehe, meinen Tumor noch Jahre in meiner Achselhöhle zu haben und trotzdem davon träume, krebsfrei zu sein?

Die allgemeine Meinung, dass der Tumor verschwindet, sobald der Krebs geheilt ist, ist völlig falsch.

Erinnern sie sich an den Schauspieler Steve McQueen? Im Jahr 1980 erkrankte Steve McQueen an Unterleibskrebs und ließ sich in Mexiko in einer Spezialklinik mit Laetril, Vitamin B 17, behandeln. In den USA waren und sind diese Behandlungen verboten. Steve McQueen besiegte den Krebs und kam gesund und munter in die USA zurück. Er war geheilt, ohne Operation, ohne Chemotherapie und ohne Bestrahlung, aber der Tumor war noch da! Er war zwar etwas kleiner als vorher, aber von außen sichtbar. Steve McQueen entschloss sich, den Tumor aus optischen Gründen! operativ entfernen zu lassen. Durch einen Zwischenfall bei dieser Operation verstarb er. Angeblich wurde bei der anschließenden Obduktion keinerlei Krebs gefunden.

Ein Tumor besteht in der Regel aus gutartigen und bösartigen Zellen. Wenn sich Krebs bildet, versucht der Körper die bösartigen Zellen mit gutartigen zu umgeben, um den Krebs zu versiegeln und seine Ausbreitung zu stoppen.

Ein Milchmädchen würde nun rechnen: eine Zelle muss eingepackt werden, also braucht es mehrere Zellen, sagen wir mal fünf, und wenn viele Zellen eingepackt werden müssen, entsprechend mehr. Diese simple Milchmädchenrechnung ist richtig.

Der Körper kreist die kranken Zellen ein und zwar mit den Zellen, die an dieser Stelle zur Verfügung stehen, zum Beispiel mit Leberzellen in der Leber. So entstehen erst eine kleine, fast unsichtbare Verdickung und daraus ein Knoten, der als Tumor bezeichnet wird.

Ein Tumor besteht in der Regel zum größten Teil aus gutartigen Zellen. Ich habe gelesen, dass das Verhältnis von 20% bösartig zu 80% gutartig selten überschritten wird. (Es gibt Ausnahmen, zum Beispiel Chorionepitheliom, diese hoch aggressive Krebsart besteht angeblich fast ausschließlich aus bösartigen Zellen, was aber nichts an den weiteren Ausführungen ändert.)

Wenn also der Tumor nur zu sagen wir 20% aus bösartigen Krebszellen besteht und diese durch eine Vitamin B 17 Behandlung eliminiert werden, bleiben 80% gutartige Zellen zurück. Das heißt, der Tumor bleibt, der Krebs ist weg.

Trotzdem muss ich nun nicht mein Leben lang mit einem Tumor herumlaufen. Der Körper erkennt, dass die gebildeten gutartigen Zellen keine Aufgabe mehr erfüllen müssen, wenn die bösartigen Zellen abgestorben sind. Er beginnt allmählich die Zellwucherung abzubauen. Der Tumor löst sich langsam auf.

Aktualisierung 2015

Mein Tumor hat sich nicht aufgelöst, obwohl ich davon überzeugt war und er sieben Jahre Zeit hatte. Wahrscheinlich wird er sich nicht auflösen, sondern mein ständiger Begleiter bleiben. Er behindert mich nicht, die krebstypischen Beschwerden und Symptome sind verschwunden.

Na und, dann habe ich eben einen Tumor in der Achselhöhle.

Aktualisierung 2020

Mein Tumor hat sich verkapselt. Er stellt keine Gefahr mehr dar.

146

27 Der Tumor ist nicht der Krebs, der Krebs ist nicht der Tumor!

Im vorherigen Kapitel habe ich geschrieben, dass der Tumor noch im Körper vorhanden ist, auch wenn der Krebs durch Einnahme von Vitamin B 17 besiegt wurde. Der Tumor ist nicht der Krebs, denn der Tumor ist noch da, aber der Krebs ist weg.

Andererseits beseitigt ein operativ entfernter Tumor nicht den Krebs. Auch wenn bei einer Operation der Tumor komplett entfernt wurde, ist es falsch anzunehmen, dass dadurch der Patient krebsfrei sei. Krebs ist eine Vitaminmangelerkrankung und diese kann nicht herausoperiert werden.

Nach einer Krebsoperation ist der Tumor zwar weg, die Wahrscheinlichkeit, dass sich erneut Krebs bildet aber hoch.

Bei der unitären Krebstheorie (ich erkläre sie im Anschluss), wird davon ausgegangen, dass Krebs ein außer Kontrolle geratener Heilungsprozess ist. Wenn dem so ist, und alle Indizien sprechen dafür, was geschieht dann an der Körperstelle, aus der der Tumor entfernt wurde? Sie verheilt und wuchert unter Umständen weiter. Gegen diese Neubildung kommt entweder Chemotherapie oder Bestrahlung zum Einsatz. Mit der Waffe Chemotherapie/Bestrahlung widerspricht sich die Schulmedizin selbst. Wenn man den Krebs komplett herausgeschnitten hat, dann ist er doch aus schulmedizinischer Sicht weg, warum muss trotzdem noch weiterbehandelt werden?

Die Antwort ist einfach. Ich bin davon überzeugt, dass die Schulmedizin bis heute nicht verstanden hat, dass Krebs ein außer Kontrolle geratener Heilungsprozess ist. Es ist aber bekannt, dass durch eine Operation, bei der alles von Krebs befallene Gewebe entfernt wurde, der Krebs nicht unbedingt besiegt ist.

Wie oben beschrieben, bildet sich der Krebs im Umfeld der Operationsstelle mit großer Wahrscheinlichkeit neu, da auch hier der Heilungsprozess wieder außer Kontrolle geraten kann.

Noch einmal ganz deutlich, wenn eine Operationswunde verheilt, kann der Heilungsprozess in ein unkontrolliertes Zellwachstum übergehen, weil das Immunsystem nicht in der Lage ist, diesen Vorgang zu stoppen. Das Immunsystem kann das unkontrollierte Zellwachstum nicht stoppen, weil ihm die Munition in Form von Vitamin B 17 dafür fehlt bzw. nicht genügend davon zur Verfügung steht, es ist zu schwach für diese Aufgabe.

Natürlich gibt es erfolgreiche Krebsoperationen, bei denen der Tumor entfernt wird und der Patient danach Jahre, manchmal Jahrzehnte oder sein Leben lang krebsfrei bleibt. Ich glaube, der eigentliche Grund für eine langfristig erfolgreiche Krebsbehandlung ist, dass das Immunsystem dieser Patienten gerade so auf der Kippe stand. Es hat einmalig versagt und der Krebs ist entstanden, vielleicht war es nur ganz kurz geschwächt. Als es wieder stark genug war, war der inzwischen entstandene Krebs zu groß, um dagegen anzukämpfen. Bei einer operativen Tumorentfernung „korrigiert" man diese einmalige Schwäche.

Der Tumor hat große Mengen Energie zusätzlich verbraucht, nach der Operation hat das an sich starke Immunsystem wieder genügend Kraft, um die Operationsschäden zu heilen und neuen Krebs zu verhindern.

Seit Jahrzehnten rätseln Wissenschaftler warum nach einer Krebsoperation plötzlich an anderen Körperstellen Krebs auftritt. Die Mehrzahl vermutet, dass durch den Schnitt in krebsbefallenes Gewebe, bösartige Zellen freigelassen werden, die dann über das Blut durch den Körper schwirren, sich irgendwo festsetzen, teilen und neuen Krebs bilden. Diese „freien bösartigen Zellen" sind noch nie im Blut gefunden worden. Aus einem ganz einfachen Grund, ich glaube, es gibt sie nicht.

Der Grund für das plötzliche Auftreten von Krebs an neuen Körperstellen ist ein anderer. Das Immunsystem ist vierundzwanzig Stunden am Tag im Einsatz, um den menschlichen Körper gesund zu halten. Unter andrem repariert es kleine durch den Alterungsprozess entstehende Gewebeschädigungen an allen Organen. Bei einem krebskranken Körper hat das Immunsystem bereits teilweise versagt, es ist überfordert. Kommt dann noch eine operative Tumorentfernung oder Gewebeentnahme dazu, zieht das Immunsystem weitere Kräfte von der alltäglichen Arbeit ab, um die Operationswunde zu heilen. Somit werden die in jedem Körper ständig entstehenden Schwachstellen nicht mehr ausreichend bekämpft. Neuer Krebs entsteht an anderer Stelle.

28 Wie Krebs entsteht

Im Kapitel „Krebs ist eine Vitaminmangelerkrankung" vertrete ich die Meinung, dass Krebs nur dann erfolgreich behandelt werden kann, wenn die Gründe für seine Entstehung bekannt sind. Hier kommt nun meine sehr vereinfachte sich auf das wesentliche beschränkende Erklärung.

Ausgangsbasis ist die Trophoblastenthese. Diese These ist die einzige Theorie über die Entstehung von Krebs, die in den gut hundert Jahren seit es sie gibt, nicht mit Fakten widerlegt werden konnte. In meinen und nicht nur in meinen Augen ist sie in sich schlüssig und logisch nachvollziehbar.

Im Frühstadium einer Schwangerschaft bildet sich durch eine Kettenreaktion der sogenannten diploid totipotenten Zelle und dem Hormon Östrogen ein Zelltyp, der Trophoblasten genannt wird. Diese Trophoblasten nisten sich in der Uteruswand ein und haben die Aufgabe, durch rasche Zellteilung einen sicheren Platz, sozusagen ein Bett für den Embryo vorzubereiten.

Die diploid totipotente Zelle, aus der der Trophoblasten entstanden ist, besitzt die Fähigkeit sich zu jedem Gewebe entwickeln zu können. Aus ihr entstehen sowohl das Bett für den Embryo, wie auch der Embryo selbst. Ich werde diese Zelle der Einfachheit halber als Multifunktionszelle bezeichnen.

Die überwiegende Menge der Multifunktionszellen befindet sich in den Fortpflanzungsorganen, sie sollen für Nachwuchs sorgen. Die restlichen Multifunktionszellen sind im Körper verteilt, weil sie bei Heilungsprozessen benötigt werden.

Also noch mal, die Multifunktionszelle bildet gemeinsam mit Östrogen Trophoblasten. Östrogen kommt sowohl im weiblichen wie auch im männlichen Körper vor. Es hat unter anderem die Aufgabe, im Falle einer Gewebeschädigung, sei es durch physische Schädigung oder durch die normale Gewebealterung, diesen Schaden zu reparieren. Bei einer Verletzung des Körpers tritt an der verletzten Stelle Östrogen in hoher Konzentration auf, um durch Zellwachstum gemeinsam mit der Multifunktionszelle den Schaden zu beheben. Es entstehen Trophoblasten.

Dies ist ein völlig normaler Vorgang, so funktioniert unser Reparaturmechanismus. Diese Trophoblasten sind genau die gleichen, wie sie auch am Anfang einer Schwangerschaft auftreten, es ist im Grunde derselbe durch Östrogen und Multifunktionszelle gestartete Vorgang.

Seit über einhundert Jahren ist bekannt, dass Krebszellen und Trophoblasten dasselbe sind. Diese Tatsache ist seit 1995 erwiesen und nicht mehr strittig. Also, das Bett für den Embryo wird aus Trophoblasten gebildet, Verletzungen werden mit Trophoblasten geheilt, Krebszellen sind Trophoblasten.

Bei einer Schwangerschaft nistet sich der Trophoblasten in der Uteruswand ein und beginnt dort zu wachsen, um das Bett für den Embryo vorzubereiten. In der achten Schwangerschaftswoche hört das Wachstum der Trophoblasten auf, weil dann die Bauchspeicheldrüse (in der medizinischen Fachsprache Pankreas genannt) des Embryos ihre Funktion aufnimmt. Ab jetzt produziert sie unter anderem die Enzyme Trypsin und Chymotrypsin, die das Trophoblastenwachstum stoppen.

Bei einer Verletzung des Körpers, die wie erklärt durch Trophoblasten repariert wird, beenden ebenfalls unsere Bauchspeicheldrüsenenzyme Trypsin und Chymotrypsin diesen natürlichen Reparaturvorgang. Die Enzyme der Bauchspeicheldrüse haben die Aufgabe nach einer Gewebeschädigung den Heilungsprozess zu beenden, damit er nicht außer Kontrolle gerät.

Die Bauchspeicheldrüse hat natürlich noch andere Aufgaben. Sie produziert viel mehr als die beiden von mir genannten Enzyme, unter anderem Insulin. Dies ist aber für meine weiteren Ausführungen unerheblich, deshalb verzichte ich auf genauere Erklärungen.

Und nun kommt das Problem. Wenn die Bauchspeicheldrüse nicht so viele Enzyme produziert, wie der Körper gerade benötigt, wachsen die Trophoblasten weiter. Im Falle einer Gewebeschädigung wird folglich der Heilungsprozess nicht beendet, das Gewebe beginnt unkontrolliert zu wuchern, Krebs entsteht.

Krebs ist also ein außer Kontrolle geratener Heilungsprozess. Aha, denken Sie nun, wenn ich genügend Vitamin B 17 zuführe, kann mein Körper daraus genügend Bauchspeicheldrüsenenzyme herstellen und somit die Entstehung von Krebs verhindern. Falsch, so einfach ist es leider nicht, denn das Vitamin B 17 hat keinen nennenswerten Einfluss auf die Funktion der Bauchspeicheldrüse.

Wie kommt es nun, dass die Bauchspeicheldrüse nicht genügend Enzyme herstellt? Eine tragende Rolle spielt die Ernährung. Die Bauchspeicheldrüsenenzyme werden bei der Verdauung benötigt. Wenn die Ernährung durch zum Beispiel zu hohen Zuckergenuss so viele Bauchspeicheldrüsenenzyme verbraucht, dass keine mehr in das Blut abgegeben werden können, fehlen sie bei der Regulierung der Gewebeheilung. Auch großflächige Narben, zum Beispiel nach einer Krebsoperation oder Bestrahlung, können alle verfügbaren Bauchspeicheldrüsenenzyme verbrauchen.

Zusätzlich zu den Bauchspeicheldrüsenenzymen benötigt unser Körper eine weitere Substanz, um das unkontrollierte Wachstum der Trophoblasten zu beenden. Diese Substanz ist das Vitamin B 17.

Wie bereits erläutert, gehörte Vitamin B 17 früher zu unserer täglichen Ernährung. Durch unsere veränderten Essgewohnheiten wird dieses für uns lebenswichtige Vitamin nicht mehr in ausreichender Menge aufgenommen.

In dem Kapitel „Die Wirkung von Vitamin B 17 im menschlichen Körper" schrieb ich, dass Vitamin B 17 gesunde Zellen mit Nährstoffen versorgt und gleichzeitig bösartige Zellen vergiftet. Ich wiederhole hier den besagten Artikel in gekürzter Form, weil ich es für das bessere Verständnis unbedingt für erforderlich halte.

Das Vitamin B 17 Molekül besteht aus zwei Glucose (Zucker)einheiten, Benzaldehyd und Zyanid. Sowohl Benzaldehyd als auch Zyanid sind jedes für sich hochgiftig. Wenn beide Substanzen zusammenwirken, sind sie gemeinsam dutzende Male so giftig, wie jede einzelne für sich alleine (in der Biochemie wird dieser Vorgang Synergie genannt).

Im Vitamin B 17 Molekül sind Benzaldehyd und Zyanid jedoch gebunden und chemisch inaktiv. Zyanid an sich ist hochgiftig, in seiner gebundenen Form jedoch völlig unschädlich. Ähnlich verhält es sich mit Chlor, auch diese Substanz ist hochgiftig, in Verbindung mit Natrium entsteht Natriumchlorid, dieses Produkt nennen wir Speisesalz und giftig ist es bekanntermaßen nicht.

Im menschlichen Körper gibt es nur eine einzige Substanz, die das Vitamin B 17 Molekül öffnen und die Gifte freisetzen kann, Beta-Glucosidase, ein Enzym. Dieses Enzym findet sich in unterschiedlicher Konzentration im gesamten menschlichen Körper. Extrem hoch ist die Beta-Glucosidase Enzym Konzentration in den Krebszellen. Dort ist sie circa einhundertmal so hoch, wie in den gesunden Zellen ihrer Umgebung.

Wenn ein Vitamin B 17 Molekül auf gesunde Zellen trifft, wird es dort von Beta-Glucosidase aufgespaltet. Benzaldehyd und Zyanid werden freigesetzt, das heißt die Zelle würde vergiftet, wenn da nicht das Enzym Thiosulfat-Sulfurtransferase wäre. Dieses Enzym hat die Fähigkeit, das in die Zelle eingedrungene Gift zu neutralisieren und es in Nebenprodukte umzuwandeln. (In welche, erkläre ich später)

Also, wenn ich meinem Körper Vitamin B 17 Moleküle durch bittere Aprikosenkerne zuführe, werden diese in den gesunden Zellen aufgespalten und bevor sie

154

Schaden anrichten können, vom Enzym Thiosulfat-Sulfurtransferase neutralisiert und in Nebenprodukte umgewandelt.

Ganz anders sieht es bei Krebszellen aus. Eine Krebszelle ernährt sich nicht wie eine gesunde Zelle durch Oxydation, sondern durch die Fermentierung von Zucker (Glucose). Für diese Erkenntnis bekam Dr. Otto Warburg im Jahre 1931 den Nobelpreis für Physiologie/Medizin. Die Krebszelle benötigt Glucose (Zucker), um zu existieren, da sie sich davon ernährt. Vitamin B 17 Moleküle bestehen aus zwei Glucoseeinheiten, Benzaldehyd und Zyanid, wie schon gesagt. Wenn nun ein Vitamin B 17 Molekül auf eine Krebszelle trifft, wird es dort aufgespalten, wie in der gesunden Zelle. In der Krebszelle ist, wie auch schon erwähnt, die Beta-Glucosidase Konzentration extrem hoch, das heißt es werden wesentlich mehr Vitamin B 17 Moleküle aufgespaltet, als in einer gesunden Zelle.

Und nun kommt der wichtigste Punkt. In der Krebszelle kommt das Enzym Thiosulfat-Sulfurtransferase nicht vor, das heißt die Krebszelle ist gegen das in die Zelle eingedrungene Gift nicht geschützt. Sie geht langsam zugrunde.

Der Vorgang ist aber noch nicht abgeschlossen, denn das nun aufgespaltene Zyanid diffundiert in gesunde Zellen. Dort wird es durch Schwefel, der ebenfalls im Körper vorhanden ist, und das Enzym Thiosulfat-Sulfurtransferase in Thiozyanat umgewandelt, unter anderem ein Blutdruckregulator. Benzaldehyd wird in Benzoesäure umgewandelt und wirkt im Körper unter anderem antiseptisch.

Thiozyanat und Benzoesäure sind die oben erwähnten Nebenprodukte in der gesunden Zelle. Sie sind nicht nur absolut unschädlich sondern sogar gesundheitsfördernd.

Es ist völlig egal um welche Krebserkrankung es sich handelt, da es immer nur eine Ursache für die Entstehung von Krebs gibt. Alle Krebsarten sind vom Grundsatz her gleich, es handelt sich immer um einen außer Kontrolle geratenen Heilungsprozess. Die Lösung des Krebsproblems liegt also nicht in Medikamenten, sondern in der Ernährung. Das Vitamin B 17 ist kein Wundermittel, kein Superstoff, es ist nur ein ganz kleines aber unverzichtbares Rädchen im natürlichen menschlichen Gesamtmechanismus.

29 Krebs wird erst gefährlich, wenn der Arzt ihn findet!

Krebs wird erst gefährlich, wenn der Arzt ihn findet. Diese provokante Aussage habe ich in einem Buch über Krebs gefunden. Der Autor, früher selbst etablierter Schulmediziner, behauptet in seinem Werk, dass die schlechteste Krebstherapie eine schulmedizinische Behandlung sei. Ein anderer Buchautor, ebenfalls Dr. med., schreibt sogar, dass 98% der Krebspatienten an den Folgen der Behandlungsmethoden sterben. Wiederum in einem anderen Buch steht, dass 80% aller Ärzte eine schulmedizinische Behandlung mit Chemotherapie sowohl für sich, wie auch für ihre Familienangehörigen ablehnen würden.

In einigen Berichten habe ich gelesen, dass die Chemotherapie in 3% aller Fälle zur vollständigen Heilung führt. Was ist mit den anderen 97%? Werden sie teilweise geheilt, nicht geheilt oder sterben sie an der Behandlung, wie einige behaupten? Angeblich gibt es keinen nennenswerten Unterschied in der Lebenserwartung, egal ob man seinen Krebs mit Chemotherapie behandeln lässt oder nicht.

Wenn man das so liest, kann man zu dem Glauben kommen, dass nicht der Krebs, sondern der Arzt gefährlich ist. Wird der Krebs wirklich erst dann lebensbedrohlich, wenn er behandelt wird? Einiges spricht dafür.

Fast alle Menschen sollen irgendwo in ihrem Körper Krebs haben. In einer New Yorker Klinik hat man, laut einem Internetbericht, jeden Todesfall obduziert und nach Tumoren gesucht. Es wurden Unfallopfer, Selbstmörder, Herzinfarktpatienten, Erschossene und auf natürliche Weise Verstorbene untersucht. Das Ergebnis war beeindruckend. 97% aller Leichen hatten Krebstumore in sich, die aus schulmedizinischer Sicht hätten behandelt werden müssen. Aber bei nur 8% dieser Menschen wurde zu Lebzeiten Krebs diagnostiziert und auch behandelt. Das heißt, die anderen hatten Krebs und wussten nichts davon, die Glücklichen, sie starben an Altersschwäche oder anderem.

Den Artikel über die New Yorker Klinik fand ich in verschiedenen Berichten und etlichen Foren. Im Internet steht viel, es ist sehr schwer, die Wahrheit herauszufinden. Manchmal liest man eine Behauptung oder eine Geschichte ein paar dutzend Mal und stellt dann meistens an Kleinigkeiten fest, dass es eine „Muttergeschichte" gibt und alle anderen von dieser abgeleitet sind.

Also suchte ich auf eine andere Weise und fand in der Süddeutschen Zeitung einen interessanten Bericht, der ziemlich genau das Gleiche aussagt.

Hier wird behauptet, dass bei einem Drittel aller obduzierten Frauenleichen zwischen vierzig und fünfzig Jahren Brustkrebs vorhanden ist. Des Weiteren heißt es, dass fast alle fünfzig- bis siebzigjährigen obduzierten Leichen kleine bösartige Tumore in der Schilddrüse haben. Das fand ich interessant. In der Krebsstatistik des Robert Koch Instituts in Berlin sah ich nach, wie oft Schilddrüsenkrebs vorkommt. Die Werte liegen bei weniger als 2% Neuerkrankungen pro Jahr, gemessen an allen Krebserkrankungen.

Also einerseits wird gesagt, dass fast jeder über fünfzig Schilddrüsenkrebs hat, andererseits spricht die Statistik des Robert Koch Instituts aber nur von einer sehr
geringen Anzahl.

Da passt doch etwas nicht, oder ist es etwa so, dass
zwar die überwiegende Zahl der Bevölkerung über
fünfzig Schilddrüsenkrebs hat, der aber unentdeckt
bleibt, weil nicht danach gesucht wird? Und was passiert, wenn er entdeckt wird? Er wird behandelt, möglicherweise wird sogar die Schilddrüse entfernt.

Was wäre, wenn der Schilddrüsenkrebs nicht behandelt würde? Würden dann irgendwelche Probleme
entstehen und müssten diese Probleme nicht auch bei
all den anderen auftreten, deren Schilddrüsenkrebs
unentdeckt bleibt? Haben die Menschen, bei denen
Schilddrüsenkrebs diagnostiziert wird, tatsächlich Probleme mit dem Krebs oder ist nur eine einfache Über-
oder Unterfunktion der Schilddrüse die Ursache der
Beschwerden? Das sind viele Fragen, aber ich finde
keine vernünftigen Antworten.

Bei Prostatakrebs der Männer soll es ähnlich sein. Angeblich haben weit mehr als die Hälfte aller über sech-
zigjährigen Prostatakrebs. Dieser Krebs taucht ja auch
in der Statistik der Männer an erster Stelle auf. Die Suche nach Prostatakrebs gehört zur Krebsvorsorgeuntersuchung, sie wird durch den Hausarzt vorgenommen. Er fühlt durch den After, ob sich die Prostata
glatt oder ruppelig anfühlt. Ist sie ruppelig, besteht
Krebsverdacht.

Mal angenommen, die Zahlen stimmen und jeder
zweite Mann über sechzig hat Prostatakrebs, dann

müsste jeder zweite Mann ab sechzig Krebspatient sein. Dem ist aber nicht so, also stimmen die Zahlen nicht, oder doch?

Haben 50% aller Männer über sechzig Prostatakrebs und sind nur deshalb nicht Krebspatienten, weil sie nicht zur Vorsorgeuntersuchung gegangen sind? Sind nur jene „erkrankt", die sich untersuchen ließen? Was wäre mit ihnen geschehen, wenn sie nicht zur Untersuchung gegangen wären? Hätten sie weiter fröhlich vor sich hin gelebt und nur etwas mehr Zeit zum Urinieren gebraucht, als ihre jüngeren Artgenossen. Wäre ihnen Inkontinenz und Impotenz erspart geblieben, wenn sie sich nicht hätten behandeln lassen?

Bei Frauen ist Brustkrebs die häufigste Krebserkrankung. Welchen Krebs sucht man denn gezielt mit der Mammografie? Brustkrebs.

Gebärmutterhalskrebs haben nur 3% aller an Krebs erkrankten Frauen, das waren 6190 Fälle im Jahre 2004. Natürlich eine hohe Zahl, aber gemessen an der Bevölkerungsgruppe der Frauen sind das unter 0,02%. Rechtfertigt das eine Impfung weiblicher Teenager, wenn Nebenwirkungen und eventuelle Spätschäden nicht ausreichend erforscht, der Nutzen fraglich und die Kosten unverhältnismäßig hoch sind?

Ich weiß es nicht, alleine der Gedanke, dass das gesamte Programm zur Krebsfrüherkennung mehr Schaden als Nutzen bringen könnte, lässt mein Weltbild schwanken.

Seit Jahren gehe ich, genau wie meine Frau, zur Krebsvorsorgeuntersuchung. Ich habe wie die meisten Männer in meinem Alter eine gutartige Vergrößerung der

160

Prostata. Wenn meine oben genannte Vermutung stimmt, ist es nur noch eine Frage der Zeit bis Prostatakrebs festgestellt wird, denn angeblich hat jeder zweite Mann über sechzig und alle Männer über siebzig Prostatakrebs.

Ich möchte noch mal auf meinen Vater zu sprechen kommen. Ich habe einen 67-jährigen gut gelaunten Mann, der gerade von einer Nordkapreise zurückgekommen war, ins Krankenhaus zur Zuckereinstellung gebracht. Wir wollten in sechs Monaten zu einer Studienreise nach China aufbrechen. Wissen Sie, wie anstrengend solche Reisen sind? Mein Vater hat sie sich zugetraut und ich ihm auch. Wie ich eingangs schrieb, wurde bei einer Routineuntersuchung Krebs gefunden, er wurde operiert und starb einige Monate später.

Dass mein Vater Krebs hatte, wusste er nicht, es ging ihm gut. Die Zuckerwerte waren das Problem, sonst nichts.

Wie lange hätte mein Vater wohl noch gelebt, wenn die Ärzte den Krebs nicht gefunden hätten?

Ist es wirklich so, dass Krebs erst gefährlich wird, wenn der Arzt ihn findet?

30 Ich kenne Ihre Gedanken

Ich kenne Ihre Gedanken, weil ich die gleichen hatte. Das kann doch alles gar nicht sein!

Da arbeiten Forscher in Pharmaunternehmen, Professoren an Universitäten, Ärzte, Wissenschaftler, private Forschungsunternehmen, alle suchen sie nach einem Mittel gegen Krebs. Und dann sprechen etablierte Ärzte davon, dass eine schulmedizinische Behandlung der schlechteste Weg sei, nichts zu tun wäre besser. Milliarden Euro fließen in diese Forschungen und die einzig richtige Antwort sowohl zur Vorbeugung als auch zur Behandlung soll ein fehlendes Vitamin sein?

Hundertfach habe ich gelesen, dass die positive Wirkung von Vitamin B 17 der Forschung bekannt ist. Es wird behauptet, die Pharmaindustrie könne ein Vitamin nicht patentieren lassen und würde deshalb weiterhin einen „chemischen Weg" suchen. So glaube ich das nicht. Wenn dem so wäre und Ärzte, Wissenschaftler und Forscher wüssten Bescheid, dann würde keiner dieser Leute an Krebs erkranken oder sterben. So ist es aber nicht, Onkologen sterben genauso an Krebs wie Wissenschaftler, Ärzte oder Apotheker. Schlimmer noch, auch die Kinder der zuvor Genannten erkranken an Krebs und wenn sie auch nur die kleinste Chance sehen würden, sich selbst oder ihren Angehörigen zu helfen, würden sie es tun.

Angeblich kann kein Schulmediziner aus dem System ausbrechen, selbst wenn er wüsste, dass eine alternative Behandlungsform Erfolg verspricht, dürfte er diese nicht empfehlen. Aber niemand kann ihm verbieten, sie bei sich selbst anzuwenden.

Bei meinen Internetrecherchen habe ich Berichte von Krebskranken gefunden, die durch Vitamin B 17 geheilt wurden. Ich habe das Buch „Eine Welt ohne Krebs" entdeckt, dass sich mit der gesamten Vitamin B 17 Thematik auseinandersetzt. Dieses Buch hat mich neugierig gemacht. Ich habe mich informiert, weil ich selbst betroffen war. Und nun frage ich mich, informieren sich Ärzte nicht auf dem „freien Markt", nehmen sie nur die vorgekaute Meinung der Schulmedizin an? Lehnen sie alles ab, was nicht der gängigen Meinung entspricht?

Ich war an Lymphdrüsenkrebs erkrankt und litt unter den typischen Symptomen. Der Tumor unter meiner Achsel war fühl- und messbar, meine Blutwerte zeigten krankhafte Veränderungen und ich fühlte mich hundsmiserabel. Mein Hausarzt weiß, dass ich mich alternativ behandelt habe, meine Onkologin weiß es ebenfalls. Heute sind alle Symptome verschwunden, meine Blutwerte sind spitze, mein Allgemeinzustand ist sehr gut.

Sowohl meinem Hausarzt wie auch meiner Onkologin habe ich den von mir gegangenen Weg beschrieben. Ich habe also an mir selbst den Beweis erbracht, dass mein Vorgehen richtig war. Hat sich mein Hausarzt nun deswegen mit der Vitamin B 17 Behandlung auseinandergesetzt? Oder meine Onkologin? Ich weiß es nicht.

Wird mein Hausarzt oder meine Onkologin dieses Buch lesen? Immerhin bin ich, ihr Patient, auf eine andere Art und Weise gesund geworden. Müsste da nicht Interesse bestehen? Über das Internet stehe ich in Kontakt mit elf ehemaligen Krebspatienten, die ebenfalls durch Vitamin B 17 geheilt wurden. Jeder von ihnen hat einen Hausarzt und einen Onkologen. Wie viele dieser Ärzte haben sich wohl über Vitamin B 17 informiert? Seit über siebzig Jahren werden in Deutschland Krebspatienten durch Vitamin B 17 geheilt und das unter den Augen der behandelnden Ärzte. Glauben diese Ärzte nicht, was sie da sehen?

Ist das ein Problem unserer Zeit oder war es schon immer so?

Vor einigen Hundert Jahren war Skorbut das größte Problem der Seefahrt. Hunderttausende Seeleute starben an den Folgen dieser Krankheit. Die Mediziner vermuteten, dass eine nur auf dem Meer vorkommende Bakterie oder ein Virus für die Erkrankung verantwortlich seien. Sie suchten ein Gegenmittel, fanden aber keines. Im Jahr 1535 lagen mehrere Schiffe im Eis vor dem St. Lawrence Strom in Nordamerika fest und die Besatzung litt unter Skorbut. Ein Viertel der Matrosen war bereits gestorben. Einem Indianer ist zu verdanken, dass die anderen gerettet wurden. Er zeigte den Kranken, wie sie aus Kiefernnadeln und Baumrinde einen Gesundheitstrank herstellen konnten. In diesem Moment, also 1535, war bekannt, dass Skorbut eine Vitaminmangelerkrankung ist, es fehlt das Vitamin C.

Erst im Jahre 1800 hat die medizinische Fachwelt dieses Wissen akzeptiert. Wie viele Seeleute in diesen 265 Jahren noch an Skorbut gestorben sind, steht nirgendwo, ihr qualvoller Tod hätte mit ein paar simplen Zitronen verhindert werden können.

Na gut, das war im Jahre 1535. Heutzutage kommt Skorbut nur noch in sehr unterentwickelten Gegenden unseres Planeten vor und in Krankenhäusern, das ist leider kein Witz. Immer wieder kommt es vor, dass langjährige Krankenhauspatienten an Mangelerscheinungen erkranken wie zum Beispiel Skorbut, Beriberi und Pellagra, die beiden letztgenannten sind ebenfalls Vitaminmangelerkrankungen.

Mein Opa hat einmal gesagt:
Wenn ich die Vergangenheit sehe und verstehe, erkenne ich die Gegenwart und weiß, was in der Zukunft passieren wird.

Krebs ist eine Vitaminmangelerkrankung. Wie lange wird es wohl dauern, bis dieses Wissen Anwendung findet?

Kennen Sie den Film „Lorenzos Öl" mit Susan Sarandon und Nick Nolte in den Hauptrollen? Dieser Film beschreibt folgende wahre Geschichte.

1984 erkrankte der sechsjährige Lorenzo Odone an der tödlichen Erbkrankheit Adrenoleukodystrohpie kurz ALD genannt. Diese Erkrankung zerstört die schützende Fettschicht der Nerven im Hirn und führt zu Erblindung, epileptischen Anfällen, Lähmungen und schließlich zum Tod.

Der Vater des Jungen, ein medizinischer Laie, wollte und konnte nicht akzeptieren, dass sein Sohn stirbt und stellte umfangreiche Recherchen an. Er fand heraus, dass ein Rübsamenöl die Krankheit seines Sohnes lindern könnte. Er hat nicht etwa eigene Untersuchungen angestellt, nein, er hat nur gelesen was Forscher und Wissenschaftler schon vor längerem herausgefunden hatten. Die Forschungsergebnisse waren bekannt und frei zugänglich, wurden aber von niemand, auch nicht der Medizin, genutzt.

Da fragt man sich natürlich, was nutzen Forschungsergebnisse, wenn sie nicht umgesetzt werden? Aber egal, Lorenzos Vater gab seinem Sohn dieses Öl, Einzelheiten erspare ich mir hierzu. Laut ärztlicher Prognose hatte der Junge noch zwei Jahre zu leben, nach wie vor hatte er ALD mit allen Folgen, trotzdem wurde er dreißig Jahre alt und starb an einer Lungenentzündung.

Das Rübsamenöl hatte den Krankheitsverlauf verlangsamt. Der Vater arbeitete im Laufe der Jahre mit mehreren Wissenschaftlern zusammen. Man fand heraus, dass dieses Rübsamenöl, jetzt unter dem Begriff Lorenzos Öl bekannt, die Krankheit ALD verzögert und sogar eliminiert. Wurden nun alle an ALD erkrankten Kinder mit Lorenzos Öl behandelt? Nein! Die Schulmedizin lehnte diese Erkenntnisse ab.

Erst jetzt zwanzig Jahre später gilt Lorenzos Öl als das einzig wirksame Mittel gegen ALD. Ist nun damit alles gut? Nein! Einige Krankenkassen lehnen die Bezahlung der Behandlung mit der Begründung ab, dass Lorenzos Öl kein Medikament sondern ein Nahrungsmittel sei.

Ich bin ein ruhiger, friedlicher, ausgeglichener Mensch, mehr noch, ich bin überzeugter Pazifist, aber wenn ich so etwas lese oder höre, möchte ich den Verantwortlichen die Schneidezähne nach hinten biegen und die Nase so drehen, dass es reinregnet.

Es gibt einen wunderschönen Titel von Phil Collins: „Lorenzo". Diesen Song sollten Sie sich unbedingt anhören und achten Sie besonders auf den Text.

31 Ich adlere mich aus

Seit einigen Jahren geht in mir eine Veränderung vor. Ich adlere mich aus. Ausadlern ist das Gegenteil von einigeln und meine eigene Wortschöpfung. Das bedeutet, ich befreie mich von überflüssigem Ballast in jeder Form, sowohl von Dingen wie auch von Gedanken und, so hart sich das anhört, auch von Menschen.

Sich von Dingen zu trennen geht dank ebay sehr einfach, praktisch, emotional ist es manchmal etwas schwieriger, weil man Erinnerungen mit Dingen verbindet. Der Verkauf unserer Tauchausrüstung fiel uns schwer, aber wir waren uns einig, dass unsere taucherische Zeit vorbei war. Von meiner alten analogen Fotoausrüstung trennte ich mich leicht, die neue digitale Technik machte sie überflüssig.

Mein ungefedertes Mountainbike, mit dem ich durch Neuseeland gefahren bin, stand seit Jahren ungenutzt im Keller, inzwischen fahre ich ein voll gefedertes Trekkingbike, also weg damit. Auch alles, was sich im Laufe der Jahre in den Schränken angesammelt hatte, wurde verkauft. Es waren Dekostücke dabei, die wir schon lange nicht mehr mochten und Geschenke, die wir noch nie gemocht haben.

Einige Gegenstände, die ich von meinen Eltern geerbt hatte, veräußerte ich gerne und mit leichtem Herzen. Die goldene Armbanduhr meines Vaters, einst sein großer Traum, konnte ich nur verkaufen, weil sie ein guter Freund haben wollte, der sie nun täglich trägt. Diese Uhr hat mich emotional belastet, es hat mich gestört, dass sie zehn Jahre ungenutzt im Schrank lag.

Nachdem ich sie verkauft hatte, fühlte ich mich richtig erleichtert und befreit.

Der Verkauf der Gegenstände war nur ein kleiner Teil des Ausadlerns, wesentlich wichtiger und befreiender war die Trennung von Gedankenballast. Wir leben im Informationszeitalter, aber die tägliche Informationsflut macht mich nicht klüger sondern unruhig. Ich will das alles nicht, es interessiert mich nicht mehr.

Es ist mir völlig egal welcher Konzern was für Problemchen hat und welche Bank gerade den Bach runter geht. Das dümmliche Gewäsch und Gezänk aus Berlin war schon lächerlich, als es noch aus Bonn kam. Da wird Stunden lang über die von der Regierung angedachten Konsumgutscheine palavert, ein Thema, das in einigen Tagen sowieso von einer anderen genauso schwachsinnigen Idee abgelöst wird.

Ich habe das Interesse an vielen allgemeinen Themen komplett verloren, mehr noch, das meiste ödet mich fürchterlich an. Tageszeitungen lese ich nicht mehr, weil ich festgestellt habe, dass sie mehr Fragen aufwerfen als Antworten geben, das gleiche gilt für Journale. Die Nachrichten im Radio höre ich mir nicht mehr an, sie sind nur negativ. Das schadet mir, ich will es nicht. Meine Frau und ich haben noch nie einen Fernseher besessen, wir lehnen beide diese Form der „Freizeitgestaltung" ab. Ich bin heute über das normale Tagesgeschehen nicht mehr informiert und das ist gut so. Uninformiert fühle ich mich wesentlich besser und wohler, als mit Informationen zugedröhnt.

Es gibt sinnvolle schöne Themen, die mich nicht aufregen. Ich habe keine Lust mehr, mich mit etwas zu beschäftigen, das mich ärgert oder nervt. Ich möchte mich am Leben erfreuen. Ich lese viel und gerne, in letzter Zeit allerdings nur noch Sachbücher, Bildbände und Reiseberichte. Es gibt so viele schöne, erbauliche Bücher, es ist ein Genuss sie zu lesen und die Gedanken in Schönheit zu baden.

Viel Gedankenballast wurde von Menschen in mein Leben eingebracht. Kennen Sie auch diese Horrormenschen, die, sobald sie Sie erblicken, ihr jämmerliches Leben vor Ihnen ausbreiten, und zwar jedes Mal? Der Bruder hat sie bei der Erbschaft betrogen, der Fußpilz geht nicht weg, die Schwiegertochter taugt nichts, der Chef ist ein Ausbeuter, usw. usw. Wer braucht solche Gespräche? Ich jedenfalls nicht.

Um mich auszuadlern, muss ich mich von diesen Menschen distanzieren. Ich gehe ihnen aus dem Weg.

Als es mir nicht gut ging, habe ich mich von meinen Freunden zurückgezogen und sie nicht angerufen oder besucht. Trotzdem hatte ich weiterhin Kontakt zu den meisten, weil sie mich anriefen oder besuchten. Einige wenige haben sich inzwischen seit Jahren nicht gemeldet, ich schließe daraus, dass sie kein Interesse mehr an mir haben. Im Nachhinein haben meine Frau und ich festgestellt, dass wir es waren, die diese Kontakte hielten.

Ich verkaufe die Erinnerungstücke an meine Eltern, höre und lese keine Nachrichten und meide den Kontakt zu für mich negativen Menschen. Ich gehe also vielen Problemen aus dem Weg. Nun könnten sie sagen, ich flüchte vor der Realität, nein – ich adlere mich aus.

Aktualisierung 2020

Im Jahr 2017 mussten wir aus finanziellen Gründen unser Haus in Obernkirchen verkaufen. Wir zogen in eine kleine Mietwohnung in Wilhelmshaven, nahe zum Meer und Zentrum. Von einem voll unterkellerten Haus mit zwei großen Garagen und einer schönen Werkstatt in eine 2-Zimmer-Mietwohnung, da kann einiges nicht mitgenommen werden.

Ich bin ein Büchermensch und viele meiner Bücher habe ich jahrzehntelang aufbewahrt. Nun kam der Zeitpunkt, eine Auswahl zu treffen. Ich behielt nur meine 120 Bildbände und alle medizinischen Sachbücher. Die restlichen 500 Bücher schenkte ich einer Freundin, die ein kleines Antiquariat hat.

Ich werde nie wieder ein Auto zusammenschweißen, also brauche ich kein Schweißgerät mehr. Genauso wenig wie den Hochdruckreiniger, die Ständerbohrmaschine und hundert andere Dinge. Also weg damit.

Im Nachhinein betrachtet war die Entscheidung, unser altes Umfeld zu verlassen und nochmals ganz neu anzufangen goldrichtig.

32 Schönes neues Leben

Kennen Sie das Gefühl, wenn eine schwere Last von der Seele genommen wird? Dann fühlt man sich für einige Minuten so unglaublich leicht, so freudig, als würde man plötzlich ein ganz anderes Leben leben. Dieses Gefühl habe ich seit Monaten von morgens bis abends. Ich habe immer ein schönes Leben geführt, hatte meist gute Laune und doch ist es jetzt anders. Es ist als habe jemand den „Grauschleier" von meinem Gehirn weggenommen, alles ist einfacher, heller, freundlicher, wärmer, leckerer, schöner, harmonischer, duftender, fröhlicher, frischer, bunter.

Ich glaube, dass dieser Tumor das Beste war, das mir passieren konnte, mein Leben hat eine nie gekannte Intensität erreicht. Heute lebe ich konsequenter, bewusster und kritischer in Bezug auf die für mich wichtigen Dinge.

Aktualisierung 2020

Als wir im September 2017 nach Wilhelmshaven gezogen sind, habe ich mir alle meine Krankenakten, Röntgenaufnahmen usw. aushändigen lassen. Aber nicht um sie meinen neuen Ärzten zu geben. Ich habe sie verbrannt. Ein weiterer Akt der Befreiung.

Ich weiß nicht, welche Richtung mein Leben ohne Krebs genommen hätte. Durch meine Erkrankung wurde unsere gesamte Lebensplanung zerstört. War das gut oder schlecht? Ich weiß es nicht. Tatsache ist, dass wir heute glücklich und zufrieden sind.

33 Mit mir geht es aufwärts – ab auf die Lofoten

Im Frühsommer 2008 fassten meine Frau und ich, ungeachtet unserer finanziellen Situation, den Entschluss, mit unserem Hund, Auto, Wohnwagen, Fahrrädern und Faltbooten auf die Inselgruppe der Lofoten in Norwegen zu reisen.

Diese Reise hatten wir schon vor drei Jahren geplant und auch begonnen, aber nach nur 750 km musste ich sie abbrechen. Ich hatte so starke Schmerzen in den Beinen und im Rücken, dass jeder Kilometer zur Quälerei wurde, außerdem war ich nach einer Stunde Autofahrt so müde, dass ich erst mal schlafen musste, bevor ich weiterfahren konnte und das sowohl als Fahrer wie auch als Beifahrer.

Jetzt, im Frühsommer 2008 traute ich mir diese Reise zu. Zu diesem Zeitpunkt nahm ich die bitteren Aprikosenkerne (Vitamin B 17) seit circa sechs Monaten, wir ernährten uns seit fast zwei Jahren vollwertig und Schmerztabletten brauchte ich nur noch sehr selten. Ich fühlte mich relativ fit, die Voraussetzungen waren also gut.

Die zu fahrende Strecke schätzten wir auf insgesamt achttausend Kilometer für die wir sieben Wochen Zeit hatten. Im Vorfeld der Reise und auch unterwegs hatten wir beide gemischte Gefühle. Einerseits freuten wir uns auf die Lofoten, andererseits wussten wir nicht, ob ich diese lange Fahrt schmerzfrei schaffen würde.

Von meinem Hausarzt hatte ich Schmerztabletten für „Ausnahmeschmerzen" bekommen. Diese Tabletten hatten mir mehrfach geholfen, ich wusste, wie mein Körper darauf reagiert. Ich würde dann zwar nicht mehr selbst fahren, aber wenigstens die Rückfahrt auf dem Beifahrersitz ertragen können.

Am 1. Juli fuhren wir los, mir ging es richtig gut, wir hatten Spaß und genossen jeden Tag. Wir reisten so, wie wir es immer machen, ungefähr dreihundert Kilometer täglich mit vielen Stopps und Zeit für kleine Wanderungen, Fahrradtouren und wenn sich die Gelegenheit bietet, angeln, baden, Lagerfeuer. Wir haben es problemlos auf die Lofoten geschafft, alle unsere Wünsche wurden erfüllt. Einmal konnten wir von unserem Campingplatz aus im Wohnwagen sitzend die Wale im Meer beobachten. Wir wanderten mehrere Stunden täglich, fuhren Rad oder paddelten im Nordmeer, alles bei fast vierundzwanzig Stunden Tageslicht, traumhaft.

Noch vor einem Jahr hätte ich keine mehrstündige Wanderung geschafft, mich nicht mit dem Kanu ins Nordmeer gewagt und täglich dreihundert Kilometer Autofahrt war unvorstellbar. Und jetzt konnte ich das alles und brauchte keine einzige Schmerztablette.

Diese Reise war für mich von größter Wichtigkeit. Sie zeigte mir überdeutlich, dass ich mich auf dem Weg der Besserung befand und somit auch auf dem richtigen Weg. Die Einnahme von Vitamin B 17 und meine Lebensumstellung zeigten Wirkung.

Mir fiel auf, dass ich mich ständig selbst beobachtete. Ich kenne mich schon ziemlich lange (rund fünfzig Jahre), weiß also, wie ich wann reagiere. Nun sah ich mich in einem anderen Licht, ich war nicht mehr ich.

174

Das hört sich seltsam an und ich weiß auch nicht, wie ich es richtig ausdrücken soll. Es hängt mit den Situationen zusammen, ich war ungewohnt lässig.

Zum Beispiel hatten wir eines Morgens an unserem Auto einen total platten Reifen. Wir standen zehn Kilometer von nächstem Ort entfernt an einem See. Den Reifen konnte ich wegen meiner Beinprobleme nicht wechseln, ich kann weder in die Hocke gehen noch mich hinknien. Also nahmen wir die Fahrradpumpe und pumpten so lange, bis wir damit zur nächsten Werkstatt fahren konnten. Das ist nichts Besonderes, aber dass nicht ein einziger Fluch über meine Lippen gekommen ist, sondern ich darüber Witze gemacht habe, das ist für mich ungewöhnlich. Als ich den platten Reifen entdeckt habe, sagte ich: „Oh, wir haben Glück, er ist nur unten platt."

Ein anderes Mal hatten wir die Nacht neben einem Waldweg verbracht und konnten am Morgen nicht wegfahren, weil es die ganze Nacht geregnet hatte und unser Auto eingesackt war. Es regnete noch immer in Strömen, ich zog meine Paddelbekleidung an und ging mit meinem Hund gut gelaunt bei 10° C und Sturm in den nächsten circa fünf Kilometer entfernten Ort, um einen Trecker zu besorgen, der uns wieder herauszog. Schlechte Laune, nein, es störte mich nicht im Geringsten.

Zeitsprung

November 2009: Diese lässige Lebenseinstellung ist bis heute geblieben. Letzte Woche war meine Frau mit unserem schönen zwei Jahre alten Auto einkaufen. Als sie aus dem Geschäft kam, hing ein Einkaufswagen schräg auf unserer Motorhaube, er hatte sich auf dem abschüssigen Parkplatz anscheinend selbständig gemacht. Niemand fühlte sich dafür verantwortlich. Die Kratzer an Stoßstange und Motorhaube sind erheblich, aber ich lasse sie einfach so, es interessiert mich nicht.

Aktualisierung 2020

2009, also vor elf Jahren, war mir wirklich vieles völlig egal.

Hauptsache, es ging mir körperlich gut. Die Zeit als ich krank war, lag gerade hinter mir und ich freute mich über jeden neuen Tag.

Seit Jahren bin ich gesund und langsam aber sicher kehrten die alten Gedanken und Verhaltensmuster zurück und vieles ist mir heute eben nicht egal. Wenn mir irgendwas gegen den Strich geht, dann rappelt es im Karton, aber richtig.

34 Nicht nur ich habe Krebs

Im Oktober 2008 rief mich Martin, ein Segelkamerad, an. Wir hatten länger nichts voneinander gehört und plauderten etwas, doch dann kam er sehr schnell zum Grund seines Anrufs. „Mein Vater hat gesagt, dass Du an Krebs erkrankt bist und Dich nicht operieren lässt, sondern Dich mit bitteren Aprikosenkernen selbst behandelst. Ich bin auch betroffen. Hast Du Zeit für mich?"

Das war keine schöne Nachricht, Martin war gerade 42 Jahre alt geworden. Meine Frau und ich haben immer geglaubt, dass er eines Tages einen Herzinfarkt bekommt, bei unseren Segelfreunden wird er nur Hekti genannt. Solange wir ihn kennen, lebt er in Dauerstress. Seine Ehe ist vor drei Jahren gescheitert. Er raucht, trinkt literweise Kaffee und hat im letzten Jahr über vierhundert Überstunden verfallen lassen, weil es „ohne ihn" nicht geht. Wir mögen Martin sehr. Er ist zuverlässig, hilfsbereit und wenn es Probleme gibt, ist er da. Jahrelang hatten wir unser Segelboot bei seinen Eltern in der Scheune abgestellt.

Bei unserem Treffen erfuhr ich, dass bei ihm vor drei Monaten bei einer Magenspiegelung ein kleines Geschwür gefunden wurde. Alles deutete darauf hin, dass es bösartig war und einige Tage später wurde es in einer Spezialklinik per Sonde entfernt. Die Untersuchung ergab, dass es sich um eine aggressive Krebsart handelte. Bei der Nachuntersuchung, fünf Wochen später, fand man in der Nähe der Schnittstelle mehrere kleine Geschwülste. Nun sollte ein Teil des Magens entfernt werden. Dies hatte Martin jedoch vorläufig abgelehnt, weil er Angst hatte. Bei seinem Schwager hatte es vor drei Jahren ähnlich begonnen, dieser hatte inzwischen drei Operationen und mehrere Chemobehandlungen hinter sich und es ging ihm sehr schlecht.

Martin fragte mich, wie ich meine Chancen einschätze und ich erklärte ihm: „Ich werde wieder gesund, das steht zu einhundert Prozent fest." Ich beschrieb sehr genau meinen Weg, den ich bisher gegangen war und holte die bitteren Aprikosenkerne, damit Martin sie probieren konnte.

Entschieden lehnte er ab. Keinesfalls, unter gar keinen Umständen würde er auch nur einen einzigen Kern davon in den Mund nehmen. Seine Magenschleimhaut war entzündet, an einer Stelle befand sich die drei Monate alte Operationsnarbe und im Umfeld lagen etliche Tumore. Nach jeder Mahlzeit musste er Säure bindende Mittel einnehmen.

Er hatte sich bereits im Vorfeld über bittere Aprikosenkerne informiert und natürlich gelesen, dass sich in diesen Kernen Blausäure befindet. Seine Angst war nun, dass diese Blausäure über die offenen Stellen in seinem Magen direkt ins Blut gelangen und ihn töten könnte. Eine Diskussion war sinnlos. Martin fragte mich, ob ich einen Arzt oder Heilpraktiker kenne, der bei ihm eine Laetrilbehandlung durchführen würde. Er hatte sich wirklich gut informiert. Laetrilbehandlung ist die gängige Bezeichnung, wenn Vitamin B 17 aus Pflanzen extrahiert, chemisch aufbereitet und gereinigt intravenös gespritzt wird, siehe auch Begriffserklärung.

178

Ich wollte Martin die Telefonnummer des Heilpraktikers geben, der bei mir den Aschofftest durchgeführt und laut eigenen Angaben mehrere hundert Krebspatienten geheilt hatte. Martin bat mich für ihn dort anzurufen, da ich den Heilpraktiker bereits kannte und außerdem mit der Materie sehr vertraut war. Da musste ich ihm Recht geben. Ich wusste wirklich allerhand. Als ich Martin mein persönliches Tumortagebuch zeigte, mit allen Aufzeichnungen, Anschriften und Gedanken, entstand die Idee zu diesem Buch.

Bereits am nächsten Tag rief ich den Heilpraktiker an und erklärte die Situation meines Freundes. Ich fragte, ob er eine Laetrilbehandlung durchführen kann. Das lehnte er jedoch ab, da eine reine Laetrilbehandlung wirkungslos und außerdem verboten sei. Er schlug für Martin eine ähnliche Behandlung wie bei mir vor, genaueres würde der Aschofftest und weitere Tests ergeben.

Im Internet hatte ich jedoch von mehreren erfolgreichen Laetrilbehandlungen gelesen. Also machte ich mich auf die Suche nach einem anderen Heilpraktiker und fand keinen. Angeblich machen sich Heilpraktiker in Deutschland strafbar, wenn sie Krebspatienten, die sich nicht schulmedizinisch therapieren lassen, behandeln.

Es gab einige Kliniken im Ausland, die Laetrilbehandlungen anboten. Die deutschsprachigen Internetseiten waren sehr informativ und professionell gestaltet. Eine Klinik in Mexiko überzeugte mich auf den ersten Blick. Angeblich wurden dort mehrere Filmstars, Politiker und hochrangige Persönlichkeiten geheilt.

Aber Mexiko kam sowieso nicht in Frage. Martin war noch nie im Ausland.

Eine andere Möglichkeit boten Versender, die Laetril direkt auch an Privatpersonen verkaufen. Einen Behandlungsplan hatte ich ebenfalls gefunden. Die Preise der Versender variierten stark. Einige Anbieter bestanden auf Vorkasse. Mir gefiel das Ganze überhaupt nicht.

Ich habe schon viel über gefälschte Arzneien gehört und gelesen. Das gekaufte Mittel muss nicht unbedingt schädlich sein, aber vielleicht ist in der Ampulle nur eine Kochsalzlösung? Das war mir viel zu unsicher. Der Hersteller wurde entweder gar nicht angegeben oder er war mir unbekannt und ich fand keine Informationen über ihn.

Überhaupt waren die Aussagen im Internet absolut widersprüchlich. Hier wurde gesagt, dass Laetril in Deutschland angewendet werden darf, dort wurde behauptet, es sei verboten.

So wurde das nichts. Ich versuchte Laetril in unserer ortsansässigen Apotheke zu bestellen. Die Apothekerin hatte von der B 17 Therapie noch nichts gehört, sie kannte das Buch „Eine Welt ohne Krebs", hatte es aber selbst noch nicht gelesen.

Ich schilderte ihr das Problem und sie versuchte zu klären, ob sie Laetril bei einem seriösen Anbieter bestellen kann. Einige Stunden später rief sie an und erklärte, dass sie Laetril nicht beschaffen kann. Laut ihrer Information sei das Medikament als bedenklich eingestuft und besitze deshalb keine Zulassung, folglich könne es nicht über die Apotheke bezogen werden. (Heute weiß ich, dass eine Apotheke in Hannover nach mehreren Prozessen Laetril verkaufen darf.)

Also suchte ich weiter im Internet und sah mir die bereits gefundenen Anbieter näher an. Gibt es eine Adresse, eine Telefonnummer und was wird noch verkauft? Anbieter, die neben Laetril schwerpunktmäßig mit Potenzmitteln oder Muskelaufbaupräparaten handelten, schieden von vornherein aus. In einem Forum wurde eine Kontaktanschrift in den Niederlanden angegeben. Dieser Verkäufer handelte ausschließlich mit Laetril und war angeblich absolut seriös.

Per E-Mail schilderte ich auf Deutsch mein Anliegen und bekam umgehend eine Antwort. Laetril sei lieferbar, würde auch verschickt, die Bezahlung erfolge per Nachnahme. Ich fragte nach einem Behandlungsplan und erhielt wieder eine schnelle Antwort. Der Behandlungsplan würde individuell erstellt und nach genauer Sichtung der Patientenunterlagen zugeschickt. Na, das hörte sich doch super an.

Ich telefonierte nochmals mit meiner Apotheke und fragte, ob man dort in der Lage sei, eine Musterlieferung auf Wirkstoff und Qualität zu untersuchen. Mit der Qualität, sagte man mir, sei es schwierig, aber ob Laetril in der Ampulle vorhanden sei, ließe sich feststellen. Gut, das war halbwegs geklärt.

Per E-Mail fragte ich nach dem Hersteller und wie die Qualität des Produktes gewährleistet wird. In der sehr umfassenden Antwort wurde erklärt, dass es sich um einen italienischen Pharmakonzern handele, der bereits seit zwanzig Jahren Laetril herstellt. Den konkre-

181

ten Herstellernamen könne man mir aus rechtlichen Gründen nicht nennen. Das gefiel mir überhaupt nicht.

Ich bestellte eine der angebotenen 20 ml Durchstechampullen und schrieb, dass ich vorläufig nur eine Ampulle möchte, um sie analysieren zu lassen. Das war es, keine Antwort, keine Ampulle, nichts! Ich hörte nie wieder etwas von diesem Händler.

Inzwischen war eine E-Mail von einem Anbieter aus Spanien angekommen, den ich vor einigen Tagen um nähere Informationen gebeten hatte. Die E-Mail war 86 Seiten stark und enthielt unter anderem einen Behandlungsplan für Krebspatienten und unglaublicherweise eine Adressenliste deutscher Ärzte und Heilpraktiker, die eine Laetrilbehandlung in Deutschland durchführen, obwohl dies doch nach meiner Information verboten ist. Diese Liste bekam ich einfach so auf eine E-Mail Anfrage zugeschickt, das soll jemand verstehen.

Eine Anschrift von einem Heilpraktiker war in Norddeutschland. Ich griff sofort zum Telefon und bekam einen Termin für ein telefonisches Beratungsgespräch noch am selben Tag um 18.30 Uhr. Das Gespräch dauerte fast eine Stunde, ich wurde weder nach meiner Anschrift noch nach meiner Telefonnummer gefragt. Mein Gesprächspartner klang ruhig, sachlich und seriös, wie alle anderen Heilpraktiker zuvor auch.

Ich erhielt detaillierte Informationen und genaue Preisangaben. Wenn nur die Hälfte von dem stimmte, was der Mann mir erzählte, dann hatten wir einen Therapeuten für Martin gefunden. Als ich den Wunsch äußerte, das verwendete Medikament von einer unabhängigen Stelle testen zu lassen, wurde diesem

Wunsch einfach entsprochen. Ich könne mir jederzeit kostenlos eine Probe zur Analyse abholen.

Die Behandlungskosten wurden mit circa 4.500 Euro angegeben, was immer noch billiger als eine Beerdigung sei, sagte mein Gesprächspartner. Ich erklärte ihm den Zusammenhang zwischen Martin und mir und sagte, dass ich bittere Aprikosenkerne zu mir nehme. Wir vereinbarten einen Termin.

Am nächsten Sonntag fuhren meine Frau, Martin und ich ins Ammerland. Die Wegbeschreibung war gut, das sehr schöne Bauernhaus fanden wir sofort. Es stand nur der Name an der Tür, nichts ließ darauf schließen, dass hier ein Heilpraktiker praktizierte. Nach einer kurzen Begrüßung wurde uns der Behandlungsplan schriftlich vorgelegt und erläutert. Er enthielt folgende Informationen:

Jede Krebserkrankung wird in fünf Stadien eingeteilt. Die eigentliche Behandlung ist in allen Stadien die gleiche, es ändert sich lediglich die zu verabreichende Laetrilmenge. Während im ersten Stadium (Primärtumor ohne Metastasen, ohne Lymphbeteiligung, ohne Entzündungen) täglich drei Gramm Laetril zu verabreichen sind, müssen im fünften Stadium (Metastasen in allen Organen) täglich fünfzehn Gramm Laetril gegeben werden. Die Anwendung erfolgt intravenös. Die erforderliche Menge Laetril wird mit einer Spritze aus einer Durchstechampulle entnommen und mit 500 ml standard isotonischer Kochsalzlösung vermischt, die dann mittels Tropfinfusion so langsam wie möglich appliziert wird, dies dauert drei bis sechs Stunden.

Für eine Dauer von dreißig Tagen wird täglich je eine Infusion gegeben, im Anschluss daran wöchentlich eine Infusion, über welchen Zeitraum, hängt von der Krebsentwicklung und der Meinung des Therapeuten ab. Nach Abklingen der Erkrankung soll noch circa ein Jahr lang monatlich eine Infusion erfolgen. Zusätzlich soll durch Einnahme von Laetriltabletten oder bitteren Aprikosenkernen der Vitamin B 17 Level des Patienten auf möglichst hohem Niveau gehalten werden. Eine Tablette täglich bzw. zwanzig bis dreißig bittere Aprikosenkerne werden empfohlen. Außerdem werden über den gesamten Zeitraum Infusionen mit hoch dosierten Vitaminen, Mineralien und Spurenelementen gegeben.

Im weiteren Gesprächsverlauf erfuhren wir, dass zur Unterstützung der Laetril-Therapie während der ersten dreißig Tage eine Rohkosternährung erforderlich ist und danach mindestens ein Jahr lang die Ernährung laut einem Ernährungsplan umgestellt werden muss. Außerdem dürfte der Körper nicht durch Gifte belastet werden, Alkohol und Nikotin waren komplett verboten. Martin konnte sich nicht vorstellen, das Rauchen aufzugeben, da er seit seinem fünfzehnten Lebensjahr immer geraucht hatte. Der Heilpraktiker sah darin kein Problem, er würde mit ihm eine Raucherentwöhnung machen und gut.

Wir überlegten, wie man das Ganze organisieren kann. Täglich eine Infusion mit einer Dauer von drei bis sechs Stunden bei einer Entfernung von hundertachtzig Kilometer vom Wohnort, das ging nicht. Und eine Rohkosternährung, ohne davon Ahnung zu ha-

184

ben, wie sollte das funktionieren. Wie schön, dass unser Heilpraktiker sofort eine Lösung parat hatte.

Martin sollte in dem Haus eine Ferienwohnung mit Vollpension für vier Wochen zum Preis von 2.000 Euro mieten. Über diesen Betrag gab es eine Rechnung. Und nun kam der dicke Hammer. Die Krebsbehandlung musste im Voraus bezahlt werden, dafür gab es weder eine Rechnung noch eine Quittung. Wie uns der Heilpraktiker erläuterte, sei eine Laetrilbehandlung in Deutschland verboten und außerdem hätte er nicht die geringste Lust, sich mit den Hyänen des Finanzamts oder den Halunken der Behörden herumzuärgern.

Martin würde also, wenn er sich für diese Behandlung entschied, 6.500 Euro in bar zu Beginn der Behandlung mitbringen müssen. Er sagte sofort zu, denn er war überzeugt. Ihm gefiel die frechdreiste direkte Art des Heilpraktikers, das Umfeld, die Wohnung, alles. Unseren Einwand, er solle doch erst eine Nacht darüber schlafen, verwarf er mit den Worten: „Hast Du jemand anderes? Ich mach das hier."

Innerhalb der nächsten Woche wollte Martin alles regeln und am Wochenende mit der Behandlung beginnen. Ihm wurde noch je eine Blut- und Urinprobe abgenommen und für Mittwoch ein Termin vereinbart, bei dem eine Probeinfusion gegeben werden sollte, um die Verträglichkeit des Wirkstoffs zu testen.

Der Heilpraktiker erklärte uns, wie wichtig die Psyche im Fall einer solchen Erkrankung sei und wollte wissen, ob Martin Meditation oder autogenes Training macht. Unser Hekti und Meditation, unvorstellbar. Aber auch hier war die Lösung schon gleich parat.

Während der vier Wochen könnte Martin an den im Haus stattfindenden Seminaren wie zum Beispiel Meditation, Rückengerechtes Verhalten, Stressbewältigung teilnehmen und die von der Ehefrau des Heilpraktikers angebotenen Kurse in Ernährungs- und Heilpflanzenkunde besuchen. Das fanden wir alle toll. So wie der Heilpraktiker es darstellte, kamen wir nicht auf die Idee, dass diese Kurse extra bezahlt werden mussten.

Zeitsprung

Dezember 2009: Ein gutes Jahr später, Martin ist krebsfrei. Er ist immer noch in Behandlung, wie es ja auch vorgesehen war. Er raucht nicht mehr, hat seine Ernährung größtenteils auf Vollwert umgestellt, ist ruhig, ausgeglichen und fühlt sich wohl. Seine Ersparnisse liegen nun auf einem Konto, das ihm nicht gehört. Aber das stört ihn nicht. Alles, aber auch wirklich alles, wurde extra berechnet.

Das erste Gespräch wurde als Beratungsgespräch mit zwei mal 80 Euro berechnet, zwei mal, weil ich die Gelegenheit genutzt und auch einige Fragen wegen meiner Erkrankung gestellt hatte. Zum Glück hat meine Frau keine Frage gestellt, sonst wären noch mal 80 Euro fällig gewesen.

Die Raucherentwöhnung kostete 150 Euro, die Blut- und Urinuntersuchung nach dem ersten Gespräch 120 Euro, jeder Wochenendkurs 220 Euro, außerdem wurden etliche Einzelstunden mit jeweils 60 Euro abgerechnet. Die Rechnung, die Martin nach seinem dreißigtägigem Aufenthalt erhielt, belief sich auf fast 3.000 Euro.

Inklusive der erst wöchentlichen dann vierzehntägigen Infusionen für je 180 Euro hat Martin bis heute insgesamt rund 17.000 Euro ausgegeben und die Behandlung ist noch nicht beendet.

Aktualisierung 2015

Martin geht es gut, sehr gut sogar. Er hat seinen stressigen Job aufgegeben, wohnt mit seiner neuen Freundin in Düsseldorf und befindet sich in der Ausbildung zum Heilpraktiker. Er schätzt, dass seine Behandlung über 25.000 Euro gekostet hat. Dass diese ganzen Infusionen notwendig waren, bezweifle ich stark, da ich inzwischen genügend Fälle kenne, die ohne Infusionen geheilt wurden. Interessanterweise ist mir in all den Jahren, die ich mich nun fast ausschließlich mit Krebs beschäftige, nicht ein Fall bekannt geworden, in dem nur Infusionen geholfen haben.

Aktualisierung 2020

Martin hat seine Heilpraktikerausbildung nicht beendet. Es war ihn zu schwierig. Nach dem Tod seiner Mutter hat er den elterlichen Bauernhof verkauft und ein schönes Wohnmobil angeschafft. Gemeinsam mit seiner Freundin war er zwei Jahre in Südeuropa und Marokko unterwegs. Seit Anfang 2019 leben die beiden in einem alternativen Dorf in Südportugal. Das Wohnmobil wurde wieder verkauft, ein kleines Haus und ein Jeep wurden angeschafft und die Smartphones sind in den Müll gewandert.

35 Die Kuchenabdeckerei – so verliert man Freunde

Im November 2008, den Traum von einer Reise auf die Lofoten hatten wir uns erfüllt. Unser Freund Martin hatte dank unserer Hilfe eine gute Zukunftsperspektive. Ich hatte den Entschluss gefasst, dieses Buch zu schreiben und außerdem verspürte ich den unbändigen Drang sofort etwas zu tun. Als Erstes wollte ich meine Freunde und Bekannten besuchen, die bisher noch nichts von meiner Erkrankung wussten, da ich nur meinen engsten Freundeskreis informiert hatte. Ich wollte sie über die wahre Ursache von Krebs aufklären und ihnen eine vernünftige Ernährung nahelegen. Wie ich das genau bewerkstelligen wollte, wusste ich noch nicht. Aber in Gedanken arbeitete ich daran.

Als ich zum Tanken in Stadthagen war, kam Inge auf mich zu. Wir hatten uns mindestens fünf Jahre nicht gesehen, sie freute sich und ihre erste Frage war: „Wieso siehst Du so gut aus, hast Du abgenommen?" An einer Tankstelle kann man nur sehr schlecht Gespräche führen, also verabredeten wir uns eine Stunde später bei einer gemeinsamen Bekannten in deren Cafe. Hier erzählte ich Inge, dass ich zwar zehn Kilo abgenommen hatte, aber nicht ganz freiwillig. Ich sprach von meiner Krebserkrankung und sie meinte, dass die Einschläge immer näher kämen. Ihr Bruder hatte einen Herzinfarkt, ihre Arbeitskollegin Krebs usw.

Ich fragte, ob sie etwas gegen eine eventuelle Krebserkrankung tun wolle und erklärte ihr, dass Krebs eine Vitaminmangelerkrankung sei, hervorgerufen durch zu wenig Vitamin B 17. „Jeden Tag zwei Äpfel und Du bleibst gesund – an diesem Satz ist etwas Wahres dran, wenn Du die Kerne mitisst, denn in den Kernen befindet sich das Vitamin." In ganz kurzen Sätzen erläuterte ich ihr die Vollwerternährung und wir verabredeten uns für den folgenden Sonntag. Ich hatte sie und ihren Mann Klaus zu uns zum Frühstück eingeladen.

Der folgende Artikel entstand in direktem Anschluss an das Gespräch mit unseren Bekannten Inge und Klaus. Ich war gelinde gesagt wütend. Später habe ich den Text mehrfach überarbeitet, um ihm die Schärfe zu nehmen. Allerdings konnte ich meine Gefühle und Empfindungen in der entschärften Fassung nicht wiederfinden. Dieses Buch soll aber meine ehrlichen Gefühle zum Ausdruck bringen, aus diesem Grund hier die Originalfassung.

Das Drama begann am Frühstückstisch. Kaum hatten wir Platz genommen fiel Inges Blick auf den Preisaufkleber auf dem Fruchtaufstrich „2,99 Euro für 400 g Marmelade" lästerte sie „Ist das alles so teuer?" „Wir geben für 500 g maximal 99 Cent aus" meldete sich Klaus zu Wort.

Ich hätte nie gedacht, dass mein Schulfreund weiß, was Lebensmittel kosten. Noch blieb ich ruhig und erklärte, dass diese Marmelade ein Fruchtaufstrich ist, ohne Zucker, ohne chemische Geschmacksverstärker und außerdem aus Bioobst hergestellt wird.

„Ja klar, draufschreiben kann man alles" warf Inge ein.

„Nein" sagte ich „hier ist ein Gütesiegel und um dieses Siegel zu bekommen..." „Blödsinn" unterbrach mich Klaus „ist überall das Gleiche drin. Wir haben da so ein Heft vom Verbraucherschutz, ein Hersteller für zig Marken. Du glaubst, die teure Marmelade ist besser, die kommt aber aus genau der gleichen Quetsche, wie die Billigmarmelade. Also kannst Du gleich Billigmarmelade kaufen und gut ist es."

„Eins steht fest" zeterte Inge „soviel Geld gebe ich keinesfalls für ein Glas Marmelade aus." „Bei uns hält so ein Glas eine Woche" warf meine Frau ein „das heißt im Monat brauchen wir circa vier Gläser, das sind dann 12 Euro." „Rechne mal weiter" sagte Klaus „das sind im Jahr 144 Euro und das ist ganz entschieden zu viel."

Irgendwie hatte ich das Gefühl im falschen Film zu sein. Wir wollten über die Vermeidung von Krebs reden und nun stritten wir um den Marmeladenpreis. „Schmecken tut sie aber gut" sagte Klaus. „Das bestreitet ja auch keiner, aber muss die so teuer sein. Würde mich mal interessieren, was Ihr so für Euren Kuchen ausgebt" lästerte Inge. „Kuchen backen wir selbst" antwortete meine Frau „wir haben..." „Und was kostet dann so ein Stück selbstgebackener Kuchen?" fiel Inge meiner Frau ins Wort. „Wir kaufen unseren Kuchen immer im Hauwegmarkt, schmeckt super, ein ganzer Kuchen für 1,99 Euro, dafür kannst Du keinen selber machen."

Mir reichte es. „Wisst Ihr was" sagte ich „von mir aus könnt Ihr Euren abgelaufenen Kuchen aus dieser Kuchenabdeckerei fressen, von mir aus könnt Ihr auch verschimmelte Marmelade in Euch reinstopfen, das ist hier überhaupt nicht das Thema." „Das ist keine Kuchenabdeckerei, sondern ein Restpostenmarkt und verschimmelte Marmelade essen wir bestimmt nicht" keifte Inge.

Was war nur aus unseren Freunden geworden. Klaus kenne ich seit der Schulzeit. Früher sind wir oft gemeinsam gepaddelt. Inge kenne ich genauso lange, sie ist die Schwester eines Klassenkameraden und ich fand sie früher echt hübsch. Heute mit 51 sieht sie aus wie ihre eigene Karikatur, sie ist viel zu dick und hat einen, ich möchte fast sagen bösartigen Gesichtsausdruck bekommen. Ich weiß, dass sie unzufrieden mit sich, ihrer Ehe, ihrem Leben, einfach mit allem ist.

Eigentlich verbindet mich mit den beiden nur noch die Erinnerung an unsere gemeinsame Jugend. Vernünftige Gespräche haben wir schon lange nicht mehr miteinander geführt. Wir sehen uns manchmal in Stadthagen, reden fünf Minuten und jeder geht wieder seiner Wege. Freunde sind etwas anderes, ich weiß, was Freunde sind, ich habe welche.

Das unglückliche Gesicht von Klaus holte mich aus meiner Gedankenwelt zurück. „Können wir bitte noch mal ganz von vorne anfangen, so wie wir das früher auch immer gemacht haben?" fragte ich Klaus. Er grinste „Wie früher, alles noch mal von vorne?" „Wie früher!" ich lachte.

Wortlos standen wir auf. Klaus nahm seine Inge an die Hand und die beiden verließen unsere Wohnung. Meine Frau stand völlig verdattert im Flur. Dieses Ritual kannte sie nicht. Einige Sekunden, nachdem die Tür in Schloss gefallen war, klingelte es. Ich öffnete und ließ Inge und Klaus herein. „Einen schönen guten Morgen, pünktlich wie immer, setzt Euch, der Tisch ist schon gedeckt."

Beim Frühstück erklärten meine Frau und ich die Grundlagen unserer Ernährung. Von Preisen sprachen wir nicht. So haben wir es als Jugendliche gemacht. Wenn es einen Streit gab, haben wir noch mal von vorne angefangen. Das Streitthema durfte nicht mehr angesprochen werden.

Das Gespräch verlief sehr sachlich, bis wir auf meine Krebserkrankung zu sprechen kamen.

„Ich habe meine Hausärztin gefragt, sie kennt keine B 17 Therapie, und hält das ganze für Geldmacherei. Scharlatane hat es schon immer gegeben und die wird es auch weiterhin geben, solange dumme Menschen darauf hereinfallen" meinte Inge.

„Da hast Du recht" antwortete ich „aber nun überleg mal, bei dieser Therapie soll der Kranke seine Ernährung umstellen, schwerpunktmäßig auf Obst und Gemüse, da ist nichts zu verdienen. Die bitteren Aprikosenkerne kosten pro Kilogramm elf Euro und reichen monatelang, Du kannst sie an 'zig Stellen bestellen. Also ist auch hier nichts zu verdienen. Wo siehst Du einen Scharlatan?"

„Ach ja" sagte Inge „alles ganz selbstlos, na klar. Nicht einen Cent würde ich für so ein windiges Wundermittel ausgeben. Wenn das so einfach wäre, würde unsere Regierung eine Kampagne machen und uns aufklären, wie bei der Impfung gegen Gebärmutterhalskrebs bei jungen Mädchen. Das tut sie aber nicht, weil es nämlich nicht funktioniert." „Glaubst du dass es falsch ist, sich gesund zu ernähren?" fragte ich.

192

„Gesund ernähren geht überhaupt nicht, Umweltgifte, ausgelaugte Böden, völlig egal was du nimmst, ist doch alles belastet. Alles Scheiße, alles Scheiße" blödelte Inge und wackelte mit dem Kopf wie früher ein Plastikdackel auf der Hutablage eines Opaautos.

Mir reichte es endgültig. Ich erklärte den beiden, dass ich keine Lust mehr habe, das Gespräch fortzusetzen und entschuldigte mich dafür, dass ich versucht habe, mich in ihr Leben einzumischen.

Aktualisierung 2015
Klaus und Inge haben nie wieder ein Wort mit mir gesprochen, obwohl wir uns öfter begegnet sind. Wie man es macht, macht man es falsch und macht man es falsch, ist es auch wieder nicht richtig.

Aktualisierung 2020
Inge starb mit 58 Jahren an einer Leberzirrhose, dass sie Alkoholikerin war, wusste außer Klaus niemand.

36 Aufklärungstour – mein Wissen soll auch anderen nützen

Der unschöne Verlauf des Gesprächs mit Inge und Klaus hatte mir zu Denken gegeben. Was hatte ich falsch gemacht? Erst glaubte ich, ich hätte versucht, den beiden etwas gegen ihren Willen einzureden, aber das stimmte nicht.

Als ich mit Inge im Café saß, habe ich ihr erklärt, dass Krebs eine Vitaminmangelerkrankung sei und diese mit Vitamin B 17 behoben beziehungsweise verhindert werden könne. Ich habe nicht gesagt, du musst diese Kerne nehmen, sondern ihr nur eine Internetseite als Informationsquelle genannt. Inge wirkte stark interessiert, was wohl auch so war, denn sie hat mit ihrer Hausärztin über Vitamin B 17 gesprochen. Von unserer Vollwerternährung habe ich geschwärmt, das gebe ich zu, weil sie mir gut schmeckt und mich das Gesamtkonzept überzeugt hat.

Aber warum unser gemeinsames Frühstück von der ersten Minute an so aus dem Ruder gelaufen war, verstand ich nicht. Schade, ich konnte es nicht mehr ändern, aber ich war nicht lernresistent. Künftig würde ich anders vorgehen.

Nach wie vor wollte ich meine Freunde und Bekannten besuchen, um Aufklärungsarbeit zu leisten. Gemeinsam mit meiner Frau entwarf ich ein zweiseitiges Merkblatt, auf dem ich in einfachen Worten erklärte, wie Krebs entsteht und wie man ihn verhindern kann. Ich bin der Meinung, dass jeder Erwachsene, der täglich circa zehn bis dreißig bittere Aprikosenkerne zu sich nimmt, nicht an Krebs erkranken kann. Also schlug ich in diesem Schreiben vor, täglich zur Vorbeugung diese Menge einzunehmen, je nach Alter, mit zunehmendem Alter mehr. Außerdem regte ich an, auch Kinder und Enkelkinder mit Vitamin B 17 zu versorgen. Täglich ein leckerer Nachtisch mit Beerenfrüchten, zwischendurch ein Apfel mit Kerngehäuse oder ein paar Sprossen und Keimlinge genügen, um bei Kindern die Entstehung von Krebs zu verhindern.

Als wir unsere Freunde besuchten und erzählten, dass ich an Krebs erkrankt, aber inzwischen wieder vollständig gesund war, bestand überall großes Interesse an meinem Wissen. Gemeinsam mit dem Infoblatt erhielten meine Freunde eine kleine Tüte mit circa fünfzig bitteren Aprikosenkernen zum testen. Ich sagte ihnen, dass ich das Thema nicht mehr ansprechen werde, aber jederzeit gerne weitere Fragen beantworte. Niemand sollte sich von mir unter Druck gesetzt fühlen.

Ich wollte mich nicht in das Leben meiner Freunde einmischen, fühlte mich aber verpflichtet, sie zu informieren. Mit dieser Aufklärungsaktion waren wir sehr zufrieden. Die Gespräche verliefen in ruhiger entspannter Atmosphäre. Mein Wissen wurde weitergegeben und jeder konnte selbst entscheiden, ob er es für sich nutzen möchte.

Hoffentlich werde ich nie wieder einen für mich wertvollen Menschen durch Krebs verlieren.

Aktualisierung 2015

Dieser Wunsch ist leider nicht in Erfüllung gegangen. Im Herbst 2012 starb unsere sehr gute Freundin Hannah drei Tage nach einer Krebsoperation an inneren Blutungen. Ich war unendlich traurig und wütend auf mich, weil es mir nicht gelungen war, sie von dieser für mich völlig überflüssigen Operation abzuhalten.

Aktualisierung 2020

Von 2009 bis 2013 habe ich eine Krebsselbsthilfegruppe geleitet. Anfangs waren es neun Mitglieder. Als ich die Gruppenleitung abgab, mussten wir die Mitglieder in vier Gruppen aufteilen. Es waren 51 geworden. Es hatte sich herumgesprochen, dass wir Erfolg haben.

Jeder Erfolg war ein persönlicher Triumph für mich. Jede gute Nachricht, die von meinen Mitgliedern kam, löste Glücksgefühle aus.

Natürlich konnte ich nicht jedem helfen und oft taten mir die Hilfesuchenden unendlich leid, mehr noch, ich litt mit ihnen. Aber so wie ich mit den einen litt, konnte ich mich mit den anderen freuen. Für mich war es eine großartige, fantastische Zeit. Ich möchte sie nicht missen.

37 Angst - mein Motor

Bei einer Untersuchung sagte mir mein Hausarzt, dass er sich über mich wundert und meinte, wenn er solch eine Diagnose bekommen hätte, würde er nicht so ruhig bleiben, wie ich.

Ich spiele nicht den Coolen oder Harten, den nichts umhauen kann. Als man mir sagte, dass es sich mit an Sicherheit grenzender Wahrscheinlichkeit um einen bösartigen Tumor handelt, war ich natürlich geschockt, aber nicht überrascht. Schon seit Jahren fühlte ich, dass irgendetwas in meinem Körper nicht stimmte.

Meine Gefühle waren absolut zwiespältig. Einerseits fragte ich mich, warum muss ich das bekommen, warum gerade jetzt, warum so früh? Ich habe über das Leben im Allgemeinen und mein Leben im Besonderen nachgedacht, auch über den Tod und was danach kommt, und, wie eingangs geschrieben, sogar meinen eigenen Tod geplant. Andererseits war ich davon überzeugt, das Problem Tumor in den Griff zu bekommen. Solche gegensätzlichen Gedanken kann man nur sehr schwer beschreiben und vermutlich als Außenstehender nicht nachvollziehen, als selbst Betroffener vielleicht, ich weiß es nicht.

Eins hat mich allerdings gewundert, ich hatte keine Angst, niemals, nicht eine Sekunde und das, obwohl Angst fast mein ganzes Leben lang mein ständiger Begleiter war.

Als ich acht Jahre alt war, hatte meine Mutter einen Unfall. Sie wollte unsere Wohnung für eine Faschingsfeier dekorieren, fiel dabei vom Tisch und verletzte sich schwer.

Bis dahin lebte unsere Familie im Zustand ständiger Glückseligkeit. Wir bewohnten ein helles freundliches Haus mit einem wunderschönen Garten in Bayern, hatten einen Hund und für die große Rasenfläche einen lebenden Rasenmäher in Form eines Schafes. Schaf und Hund lebten zusammen und wir rätselten immer, ob das Schaf glaubte ein Hund zu sein oder umgekehrt.

Mein Vater verdiente sehr gut. Wir hatten einen neuen Opel Rekord in dunkelblau mit weißem Dach und Weißwandreifen. Freunde und Verwandte gingen ein und aus, wir wurden geliebt und geachtet und was noch wichtiger war, wir liebten und achteten uns gegenseitig. Nach dem Unfall meiner Mutter zerbrach unser Glück, ein falscher Schritt und alles war vorbei.

Meine Mutter kam ins Krankenhaus und wurde sofort operiert, anschließend saß sie entweder im Rollstuhl oder ging an Krücken, je nach Tagesverfassung. Sie wurde in kürzester Zeit depressiv, weinte den halben Tag und haderte mit ihrem Schicksal. Mein Vater konnte dieses Elend nicht ertragen und trank mehr Alkohol als für ihn gut war. Kurze Zeit später wurde er entlassen, fand aber sofort eine neue Arbeitsstelle, da er als Drucker in seiner Branche einen guten Ruf hatte. In der neuen Stellung wurde er gefordert, was ihm gut gefiel. Zu Hause war er kaum noch, sechzehn Stunden Arbeit täglich, sechs manchmal sieben Tage die Woche. Das Geld, das er verdiente, gab er leichtfertig aus.

Mein Vater fand sein Glück nun in der Kariere und wechselte mehrfach seine Arbeitsstelle, wir zogen fast jedes Jahr um. Es war ein unglaubliches Chaos. Meine Mutter konnte jahrelang nicht laufen. Mein Vater war nur sporadisch in unseren jeweils nur halbfertigen Wohnungen. Ich erledigte die Einkäufe und half meiner Mutter im Haushalt. Zwischendurch war sie immer wieder wochen- oder monatelang im Krankenhaus. Ich war dann entweder bei Verwandten, Freunden, Arbeitskollegen oder in einer Pflegefamilie untergebracht. So kam es, dass ich in den neun Jahren meiner Schulzeit insgesamt elfmal die Schule wechseln musste.

Mein Vater bekam mehrere Herzinfarkte, meine Mutter einen Nervenzusammenbruch nach dem anderen. Mein Hund wurde mir weggenommen, ich weiß bis heute nicht, was mit ihm geschehen ist

Mir ging es in diesen Jahren überhaupt nicht gut. Ich verlor durch die Schulwechsel immer wieder meine Freunde. In der Schule kam ich nicht mehr mit, ständig wechselnder Unterrichtsstoff, durch unterschiedliche Ferienzeiten der Bundesländer viele Fehltage usw. Die Lehrer haben sich nicht sonderlich um mich gekümmert, wozu auch. Wenn sie sahen, wie oft ich die Schule gewechselt hatte, war ihnen klar, dass ich auch diesmal nicht lange bleiben würde. Also ließ man mich in Ruhe, gab mir im Zeugnis eine Vier und schrieb mich ab. Ich konnte in keinen Verein und wusste nie, was als nächstes wieder passieren würde. Ich trieb mich herum, schwänzte die Schule und wurde, als ich elf Jahre alt war, von einer Gruppe Betrunkener zusammengeschlagen und lebensgefährlich verletzt.

Mit zwölf Jahren hatte ich einen wirklich guten Freund, er hieß Thomas und war mit seinen dreizehn Jahren schon über 1,90 m groß. Damals waren Poloräder der große Hit, wir fuhren ständig mit unseren Fahrrädern herum. Wir konnten kilometerweit auf dem Hinterrad fahren und auf Schotterwegen phantastisch driften. Bei einer Radtour wollte Thomas mich überholen, wir blödelten etwas herum. Plötzlich jagte ein Auto von hinten zwischen uns hindurch und erfasste uns beide. Ich wurde in den Straßengraben geschleudert, mein Freund auf die Gegenfahrbahn und von dort zurück zu mir in den Straßengraben. Er starb neben mir, ich blieb körperlich unverletzt. Der Unfallverursacher beging Fahrerflucht und wurde nie gefasst.

Die Schwester meiner Mutter und deren Mann beendeten den ganzen Irrsinn. Als ich dreizehn Jahre alt war verhalfen sie uns zu einem eigenen Haus. Ich bin den beiden auf ewig dankbar dafür, denn es kehrte endlich Ruhe in unser Leben ein. Wir hatten alles verloren, Gesundheit, Freunde, Geld und leider auch unsere Achtung voreinander und unsere Liebe zueinander. Es dauerte fast zehn Jahre bis sich unser Verhältnis zueinander wieder normalisiert hatte.

Seit dieser Zeit, um genau zu sein, seit meinem achten Lebensjahr, habe ich Angst. Angst wurde zu meinem ständigen Begleiter. Angst wurde mein Motor, meine Bremse, mein Ratgeber, mein Schutzengel. Angst war und ist meine stärkste Antriebskraft. Die Angst, etwas zu verpassen hat mich stets angetrieben. Ich muss zugeben, dass ich den Überblick über mein Leben längst verloren habe.

Ich weiß nicht mehr, wie viele Reisen ich unternommen habe. Die längste dauerte ein Jahr, die weiteste führte mich mit dem Fahrrad nach Neuseeland, die gefährlichste mit dem Geländemotorrad nach Transsylvanien, die schönste für sechs Monate mit dem Wohnmobil durch die USA, die interessanteste sechs Wochen zur Goldsuche nach Kalifornien.

Ich weiß auch nicht mehr, wie viele Berufe ich ausgeübt habe, wie viele Arbeitsstellen ich in meinem Leben hatte. Ständig sah ich irgendwo etwas Neues, Interessantes und probierte es aus. Vom Handwerker bis zum Verkäufer, vom Hilfsarbeiter bis zum selbständigen Seminarleiter war alles dabei.

Ich habe mehr Hobbys und Sportarten ausgeübt, als jeder andere Mensch, den ich kenne. Auch hier war es die Angst, etwas zu verpassen, die mich antrieb. Ich bin mit Haien und Delfinen getaucht, habe mich mit meinem Kanu bis auf Armeslänge einem Schwertwal genähert. Ich habe Wölfe aus nächster Nähe betrachtet, bin mit dem Kanadier hinter schwimmenden Elchen und durch Bisonherden gepaddelt. Wenn ich irgendwo einen Bericht oder Fotos von Menschen in außergewöhnlichen Natursituationen sah, dann wollte ich das ebenfalls erleben, und zwar nicht irgendwann, sondern so schnell wie möglich, es könnte ja etwas dazwischen kommen.

Die Angst ist zu einem Freund geworden, ohne Angst hätte ich vieles nicht getan, nicht riskiert, nicht gewagt. Ich hoffe, dass mir die Angst, etwas zu verpassen, erhalten bleibt. Ich kann behaupten, dass ich nicht die geringste Angst habe, zu sterben, die einzige Angst die ich habe, ist, nicht genug gelebt zu haben.

38 Ich bin krebsfrei

Das Thema Krebs ist für mich abgeschlossen. Ich bin krebsfrei und werde auch nie mehr an Krebs erkranken, genauso wenig wie meine Freunde und Bekannten, die meinem Wissen vertrauen. Ich habe dieses Buch geschrieben, um meine Geschichte und mein Wissen an jene weiter zu geben, die Interesse daran haben. Ich betrachte meine Aufgabe bezüglich Krebs als beendet.

Aktualisierung 2015

Das Thema Krebsheilung wird für mich nie zu Ende sein.

Das Wort krebsfrei nach einer diagnostizierten Krebserkrankung halte ich mittlerweile für falsch. Krebsfrei würde bedeuten, dass der Krebs komplett aus dem Körper verschwunden ist. Ich glaube, das ist er nie. Entartete Zellen hat jeder Mensch zu jedem Zeitpunkt in sich. Es gibt Menschen, die für Krebserkrankungen anfälliger sind als andere. Wer schon einmal an Krebs erkrankt war, ist auf jeden Fall anfällig für Krebs. Auch wenn der Krebs überwunden scheint, so kann er doch bei falscher Lebensweise oder anderen Faktoren wieder neu auftreten.

Heute bezeichne ich mich als symptom- und beschwerdefrei. Inzwischen bin ich 57 Jahre alt und seelisch wie körperlich in sehr guter Verfassung. Meine körperliche Leistungsfähigkeit entspricht meinem Alter. Ich habe

meine Krebserkrankung ohne bleibende Schäden über-
wunden.

Aktualisierung 2020
Es geht mir sehr, sehr gut und ich mache alles, damit
es so bleibt.

Weitere Bücher von mir

„Krebs? Die Kilian Methode!" (2012)

In diesem Buch wird Ihnen Schritt für Schritt gezeigt, wie Sie mit einfachen Tricks, die problemlos in den Alltag integriert werden können, in Ihrem Kopf und Ihrem Körper eine Atmosphäre der Heilung erzeugen. Weiterhin erfahren Sie, wie Sie durch eine Ernährungsoptimierung das erforderliche Fundament für Ihre Genesung schaffen.

„Krebs bei Hunden erfolgreich behandeln" (2014)

Aufgrund meiner Bücher, meiner Internetseite und meiner Selbsthilfegruppe haben sich im Laufe der Jahre auch etliche Hundehalter krebskranker Hunde hilfesuchend an mich gewandt.

Gemeinsam mit betroffenen Hundehaltern, Freunden und Mitgliedern meiner Internetselbsthilfegruppe führte ich die vermutlich weltweit größte Rechercheaktion zum Thema Behandlung krebskranker Hunde durch. Das Ergebnis war überraschend. Über achtzig Prozent aller gefunden erfolgreichen Krebsbehandlungen gingen auf nur drei Behandlungsmethoden/Mittel zurück. In diesem Buch erfahren Sie, wie Sie Ihrem krebskranken Hund selbst helfen können.

„Sie kommen zurück" (2016)

In meinem Buch „Krebs bei Hunden erfolgreich behandeln" schreibe ich, dass ich an die Wiedergeburt und Seelenwanderung bei allen Lebewesen glaube. Aufgrund dieser Äußerung erhielt ich im Laufe der Zeit mehrere Zuschriften von Lesern, die ihre Erfahrungen mit wiedergeborenen Haustieren schilderten. Ich verfolgte dieses Thema mit Freude und gesundem Menschenverstand weiter und fand Geschichten und Erfahrungsberichte im Internet, in Zeitschriften, Büchern und Zeitungen. Aus dieser Suche entstand dieses Buch.

Es

...zeigt durch 30 bewegende authentische Berichte, dass das Leben für unsere Haustiere nach dem Tod weiter geht

...gibt allen, die um ihr geliebtes Tier trauern, Hoffnung und Trost

...stellt Ihnen Menschen vor, die der Überzeugung sind, dass ihr Tier nach seinem Tod zu ihnen zurück gekommen ist

...wurde mit Liebe, Leidenschaft und Sachverstand geschrieben

...enthält Tatsachenberichte unterschiedlicher Herkunft

...versteht sich als Dienst am Tier

...gibt Antwort auf die Frage, wohin unsere Haustiere gehen

...kann Ihr Leben positiv verändern

...gibt eine neue Sicht auf alle Lebewesen dieser Welt

...lässt Sie staunen, lachen und weinen

„Pflichtlektüre bei Brustkrebs" (2017)

Ich bin davon überzeugt, dass mit meinem Wissen, das ich in diesem Buch publik mache, im Laufe der Jahre hunderte, vielleicht sogar tausende Frauen ihren Brustkrebs besiegen werden. Ich zeige Wege, die viele andere Brustkrebspatientinnen erfolgreich gegangen sind.

Die größten Heilerfolge in meiner 51köpfigen Krebs-selbsthilfegruppe hatte ich mit Brustkrebspatientin-nen. Dies war für mich die Motivation, als Mann ein Buch über Brustkrebs zu schreiben.

„Ein gesunder glücklicher Hund dank hoch-energetischer Globuli" (2017)

Hunde leben im Hier und Jetzt und sprechen deshalb besonders gut auf energetische Behandlungen an.

Mein Ziel ist es, dem Hundehalter zu zeigen, wie er selbst mit einfachen energetischen Mitteln seinen Hund gesund und glücklich machen kann.

In diesem Buch erkläre ich, warum individuell gepräg-te hochenergetische Globuli dafür bestens geeignet sind und wie diese Globuli selbst geprägt, das heißt energetisch aufgeladen, werden können.

Weitere Informationen finden Sie auf meiner Homepage:

www.krebsgegner.de